Marina Arruda

NÃO SE ACOSTUME COM A VIDA

Reflexões que o câncer e outras situações complexas podem despertar em nós

EDITORA
Labrador

Copyright © 2018 de Marina Arruda.
Todos os direitos desta edição reservados à Editora Labrador.

Coordenação editorial
Diana Szylit

Capa
Gabriela Lissa Sakajiri

Copidesque
Leonardo do Carmo

Imagens da capa
Flores: Pixabay
Corpo: Nensuria/Freepik

Revisão
Bonie Santos
Vitória Lima

Projeto gráfico e diagramação
Maurelio Barbosa

Dados Internacionais de Catalogação na Publicação (CIP)
Andreia de Almeida CRB-8/7889

Arruda, Marina

Não se acostume com a vida : reflexões que o câncer e outras situações complexas podem despertar em nós / Marina Arruda. — São Paulo : Labrador, 2018.
112 p.

Bibliografia
ISBN 978-85-87740-24-3

1. Câncer – Pacientes – Narrativas pessoais 2. Arruda, Marina 1984 – Biografia 3. Mamas – Câncer – Pacientes – Biografia I. Título.

18-1678   CDD 926.16994

Índice para catálogo sistemático:
1. Pacientes com câncer de mama – Narrativas pessoais

Editora Labrador
Diretor editorial: Daniel Pinsky
Rua Dr. José Elias, 520 – Alto da Lapa
05083-030 – São Paulo – SP
Telefone: +55 (11) 3641-7446
contato@editoralabrador.com.br
www.editoralabrador.com.br

A reprodução de qualquer parte desta obra é ilegal e configura uma apropriação indevida dos direitos intelectuais e patrimoniais da autora.
A Editora não é responsável pelo conteúdo deste livro.
A Autora conhece os fatos narrados, pelos quais é responsável, assim como se responsabiliza pelos juízos emitidos.

Aos meus Ms amados
Márcio, Magali, Márcia e Murilo

SUMÁRIO

PREFÁCIO 7
INTRODUÇÃO 11
AQUILO QUE DESESTABILIZA 21
    Um exemplo: o câncer 23
    Estágios 28
MUDANÇA DE PERSPECTIVA 47
    Você não tem culpa 54
    Fragilidades e potência 58
    Relativizar a questão 61
    Questione o sofrimento 65
    Lidando com o ego 70
    Ser o agora 76
    Planeje seu milagre 78
OUTRAS POSSIBILIDADES 81
    Realidade × realidades 81
    Não se acostume com a vida 96
BIBLIOGRAFIA 109

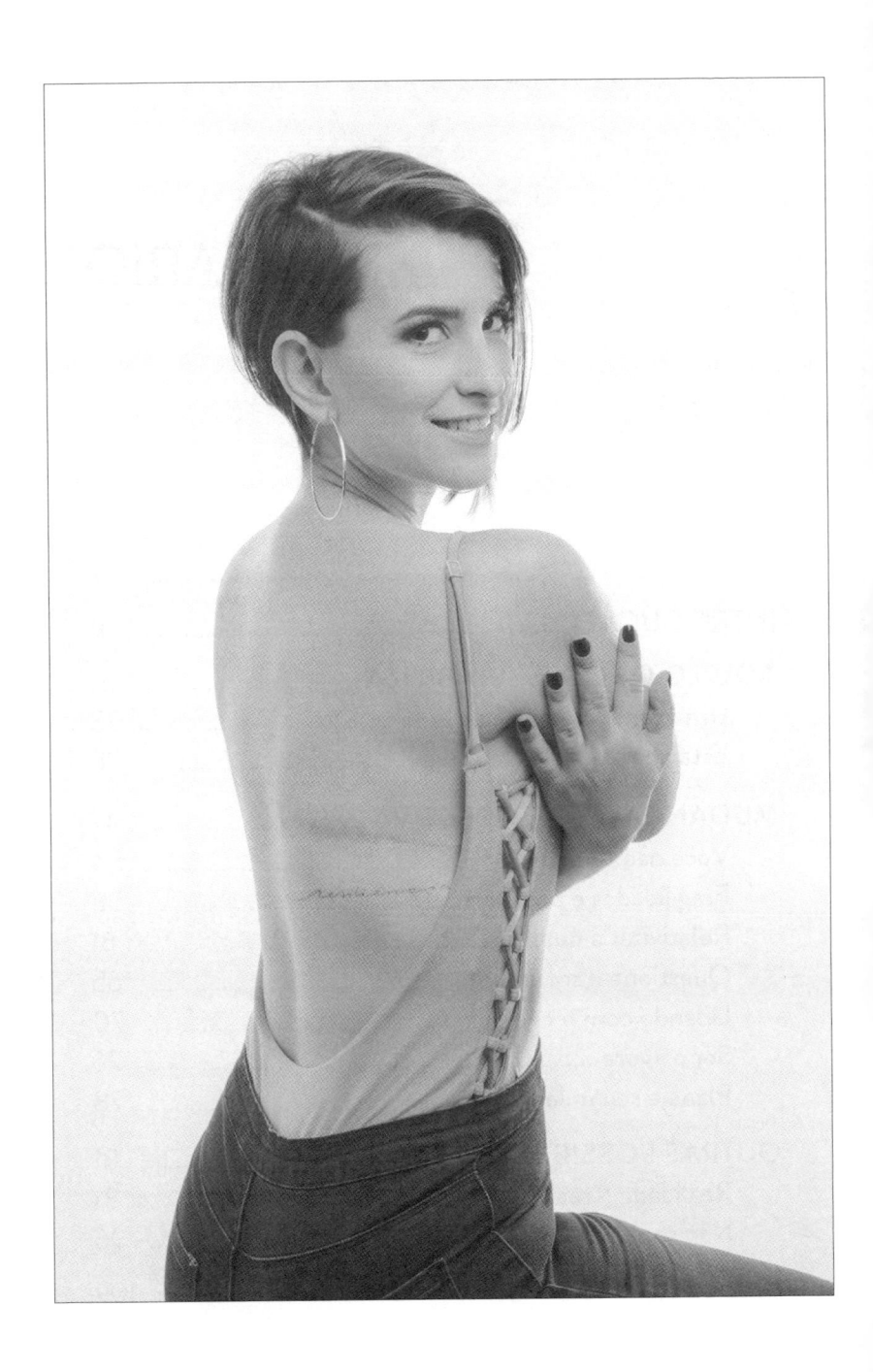

PREFÁCIO

Maria Cristina M. de Barros[1]

Há coisas na vida que não conseguimos explicar, que parecem não ter sentido. O adoecimento por câncer, uma doença plural, pode ser uma dessas coisas. Ainda hoje, o tratamento é difícil e muitas vezes agressivo. E a pluralidade do câncer se reflete não somente nos inúmeros tipos de tumores cancerígenos existentes, mas também no modo como ele atinge a pessoa em todas as suas dimensões: material, emocional, mental, social e espiritual. É plural também por tomar conta de tudo, como se fosse uma doença contagiosa, que atinge família, amigos, cuidadores e tudo ao seu redor. Em meio ao *tsunami* chamado câncer, nos perguntamos: Qual é o sentido disso? Talvez a jornada mais importante que perpassa as agruras de um tratamento físico (quimioterapia, radioterapia, cirurgia etc.) seja a de atravessar essa floresta densa e escura em busca de uma clareira em que brilhe a luz. A luz é esse símbolo para o

---

1 Psicóloga, mestre em Psicologia do Desenvolvimento, especialista em Psicologia Transpessoal, doutoranda em Psicologia pelo Instituto de Psiquiatria da Universidade de São Paulo e atuante na área de Psico-oncologia.

esclarecimento, a compreensão que vai além do aspecto lógico-racional responsável pelo porquê das coisas. É a presença da vida que insiste em pulsar. Pontos de clareira sempre existem em uma floresta. Mas talvez aconteça de nosso cursor estar erroneamente viciado em apontar para as partes menos iluminadas de nós. E, então, nos dirigimos para as árvores caídas, os galhos retorcidos, as folhas mortas. Eles são úteis, precisam ser reconhecidos, precisamos aceitar sua existência. Mas, quando o câncer aparece, é fundamental mudar a direção de nosso olhar. Buscar as clareiras em nós – aqueles espaços de saúde em meio ao que está doente. É a partir da clareira, da sensação quente e acolhedora da luz, que conseguimos dar sentido ao sofrimento.

Lembro-me bem dos primeiros encontros com Marina, que, sentada à minha frente no consultório, trazia uma expressão de perplexidade, buscando algo em sua vida que pudesse responder à pergunta: por que eu? Por que isso está acontecendo comigo? Recordo-me de que bastaram poucas sessões para que ela mudasse a natureza de sua pergunta. Com a sensibilidade e a inteligência que lhe são peculiares, Marina passou a perguntar: para quê? E, a partir daí, foram muitos encontros e várias travessias realizadas por ela, sempre com um profundo senso de dignidade e respeito pela própria caminhada de superação. Com Marina, enxergamos o que significa superar um câncer que atingiu sua vida de maneira tão abrupta e precoce. Marina aceitou as condições do jogo: se rendeu à sua vulnerabilidade, encontrando força e coragem. Não abriu mão do protagonismo, evitou cair no lugar cômodo da vitimização. Com um crescente autorrespeito e uma capacidade de amar que foi redescobrindo, Marina deu passos em direção ao melhor de si mesma, à sua melhor e mais criativa versão.

Este livro é um relato minucioso desse processo profundo de autotransformação. Mas não se trata de um manual de autoajuda, com receitas rápidas e fáceis de reproduzir. Pelo contrário, Marina percorre suas memórias e inquietações de maneira franca, verdadeira, realista, sem pretensão de iludir ou tornar superficial algo tão profundo, complexo e pessoal. Ela nos convida a ir além da dor, sinalizando, ao longo de cada capítulo, a importância de integrarmos todos os melhores recursos que temos para o enfrentamento do que nos parece impossível. Para ela, o pensamento crítico e sua curiosidade foram recursos inestimáveis durante o processo que percorreu, que generosamente escolheu dividir conosco.

Além do retrato de uma experiência bem-sucedida e autêntica de superação de uma doença grave, esta obra é também um convite à reflexão, ao conhecimento, a novas formas de pensar uma doença tão carregada de estigmas, de significados que emprestamos de outros: da mídia, dos vizinhos, de um parente falecido. Algo que automaticamente tomamos para nós, de fora para dentro, mas que não nos pertence.

Acima de tudo, este livro é o testemunho muito bem escrito de uma mulher que se reinventou, se recriou e se fez renascer a partir de cada um dos desafios a ela colocados.

Para mim, foi um presente e uma honra poder acompanhá-la durante seu processo de superação. Acredito que a leitura deste livro possa lembrar, a cada um que se encontra diante de uma densa e escura floresta, que as clareiras existem e estão justamente em seu interior. A jornada para encontrá-las é o autoconhecimento. E foi essa a jornada de Marina.

Boa leitura!

MARINA ARRUDA

Não se acostume com a vida

para Marina

E das águas calmas ~~extinpidas~~
De um lago denso e profundo
Por onde eu só rodeara as margens até então
~~Surgiram~~Apenas observando a superfície

Surgiram feras em serpentina
E destruíram as rosas do meu jardim

Mas essas feras não contavam
Que do mesmo elemento eu era feita
Forjada em ~~fogo~~ vida, em ar e em a gana
~~De ser o herói da própria história~~
De amar, sorrir e jamais desistir
~~E assim foi que me tornei uma fera~~
E assim, replantei as flores em desenho novo
~~E de novas cores e perfumes~~
~~De novas cores e novos perfumes~~
Renasci das águas de mim mesma.

Madame Watts Up
Poèmes en Machine – Repensando a Loucura
12/05/2018

INTRODUÇÃO

Faz pouco mais de dois anos que fui diagnosticada com câncer de mama. Foi o maior susto que tomei na vida e também o maior medo que já senti. Nada indicava que isso poderia ocorrer; portanto, eu vivia sem preocupações nesse sentido. Muita coisa mudou desde então. Não só porque agora precisarei monitorar minha saúde por tempo indeterminado, mesmo estando curada – segundo apontam os exames e afirmam os médicos –, mas porque a transformação que essa experiência complexa desencadeou em mim foi muito profunda e não cessa.

Porém pude perceber que as mudanças não se davam só em mim; outras pessoas ao redor passaram a relatar que também se sentiam tocadas, às vezes pessoas até então desconhecidas ou distantes, e isso não queria dizer exatamente que estavam com pena por eu ter enfrentado uma doença dessa magnitude. Muitas disseram que algo dentro delas também havia sido tocado por toda a situação. Em geral, ficavam felizes ao acompanhar meu desenvolvimento, diziam que a maneira como eu lidava com tudo as inspirava, pois era com leveza.

O câncer ainda é, para muitas pessoas (e assim eu pensava no início), uma doença terrível que define quase uma sentença de morte. Não é possível receber um diagnóstico desses, mesmo nos dias atuais, e agir com tranquilidade. O paciente e o círculo de pessoas que o envolve ficam muito abalados e angustiados. De início, não sabemos o estágio e a gravidade do quadro, as medidas a serem tomadas, as consequências, se teremos acesso a um tratamento de qualidade, se há cura ou ao menos controle. Muitos dilemas e inseguranças pairam sobre quem vive uma situação como essa.

É realmente uma patologia grave e que requer cuidados muito específicos, além de máxima urgência. Um diagnóstico de câncer gera um sentimento de ansiedade imenso, agravado pelo desconhecimento e pela falta de proximidade que a maioria de nós tem com a doença.

Ficamos muito chateados e desnorteados no início, eu e minha família, mas, felizmente, consegui encaminhamento para uma instituição incrível que me ofereceu os melhores recursos e, passado o susto inicial e tendo dado início ao tratamento, pude me sentir mais amparada e ter interesse em buscar saber mais sobre a doença, inclusive para aprender como me relacionar com ela dali em diante. E foi então que tive contato com conteúdos e pesquisas que mostravam que o câncer, apesar da gravidade, não é necessariamente uma doença incurável, sequer a doença mais perigosa que existe, e essas informações me ajudaram muito a me sentir melhor e a seguir estável.

Existem outras doenças tão incidentes na população quanto o câncer, até mais comuns, e que muitos não consideram tão graves, mas que também podem causar danos e a morte, como o diabetes ou as doenças cardíacas. Passei a observar que receber algum desses diagnósticos, em geral, não é algo tão devastador quanto receber um diagnóstico de câncer, seja ele qual for e esteja no estágio em que estiver. E o porquê disso foi o que passei a me indagar.

Há muito a ser pesquisado e descoberto, mas um longo caminho já foi percorrido, e as tecnologias voltadas ao tratamento estão em plena ascensão. Assim, o que parece dar origem a esse pânico que o câncer desperta nas pessoas é que, na realidade, a doença ainda segue envolta por muito mistério, especulação e confusão.

As conotações atribuídas ao câncer e a quem sofre dele prestam um enorme desserviço ao bom encaminhamento dos processos relativos ao tratamento; elas são provenientes da falta de informação e das mais variadas crenças, que mascaram as reais condições e criam narrativas fantasiosas que mais confundem que esclarecem. Isso faz com que o câncer siga sendo uma doença muito mitificada, e o paciente oncológico, estigmatizado.

Em muitos casos, o câncer tem cura, e esses índices só crescem. Mesmo que não consiga se reestabelecer por completo, uma pessoa pode alcançar uma ótima qualidade de vida e, ainda que haja metástases, ter uma saúde estável e viver bastante.

Saber disso e saber que ninguém está efetivamente imune – pessoas aparentemente saudáveis, jovens, crianças, bebês, idosos, atletas, mães, pais, padres, presidentes, médicos etc. – me trouxe um grande alívio. Pois essas deduções baseadas em suposições e misticismo muitas vezes atribuem a "culpa" pelo desenvolvimento da doença ao próprio paciente e à sua incapacidade de gerenciar sua vida. Mas a complexidade de fatores é tão mais abrangente e menos pautada na relação causa-efeito que pensamentos simplistas não merecem atenção. Chegar a essa conclusão salvou minha vida, posso dizer. Pois me trouxe clareza e foco, me fez resistir a pensamentos fatalistas e destrutivos.

Cada pessoa atribuirá um sentido diferente ao que vive, e não há certo ou errado; não devemos julgar os entendimentos e as escolhas de cada um; devemos respeitá-los. Creio que minha postura positiva tenha sido decorrente dessa tomada de consciência de que o câncer é uma doença como outras tantas, que estava manifestada em mim e que seria devidamente tratada e possivelmente eliminada. E que eu não era melhor ou pior que ninguém por estar passando por isso, logo, devia direcionar minha energia e minha atenção ao meu caso em específico e ao que deveria ser feito para superar a situação.

Busquei não me deixar abater pelo pensamento inconveniente de que tal doença pudesse ser um "castigo divino" e me esforcei para não o cultivar. Durante o tratamento, o paciente oncológico já precisa lidar com questões bastante complexas, e esse tipo de reflexão é cruel e só gera mais aflições.

Não só defini que ter câncer não era, por si só, o fim da minha vida, mas também estipulei que ele também não causaria o fim da minha alegria de viver. Evitei me sentir deprimida pela busca frustrada de razões que explicassem o que havia ocorrido e me predispus a olhar as coisas de forma positiva, vendo beleza e manifestando gratidão; buscando, assim, dar um sentido a tudo o que inevitavelmente eu haveria de viver. E isso foi transformador; essa tomada de atitude desencadeou o sucesso do que aconteceu daí em diante, e só assim eu pude ter alguma tranquilidade. Creio que, por isso, minha postura causou comoção entre aqueles que me cercavam.

Contei com o suporte de pessoas bem especiais, desde minha família até a equipe médica, amigos, terapeuta, enfim, fui (e sou) muito abençoada. Tudo isso só reforça minha gratidão e vontade de viver, pois a vida foi sempre muito generosa comigo. No meu lugar, algumas pessoas poderiam pensar: "Como a vida foi generosa se você teve câncer?". Mas eu não sigo esse tipo de lógica e não cultuo essa energia negativa. A vida tem sido, sim, maravilhosa, pois tudo o que aconteceu comigo me fez evoluir, e hoje me sinto fortalecida. Penso que, por mais complexos que sejam os acontecimentos, pensar assim é uma decisão nossa.

Nada valida mais a suposição de que me envolvi ativamente e me dediquei a essa experiência para passar pelo processo com algum controle e de forma positiva do que os relatos das pessoas que se inspiraram no meu exemplo para repensar algumas posturas e valores. Não que eu me ache especial, sábia, e não que eu fique envaidecida, mas fico feliz de pensar que uma experiência minha pode repercutir positivamente na vida de outra pessoa. Como seria bom se tudo o que nos acontecesse fosse também em prol da evolução de todos, de uma mudança coletiva de paradigmas.

Essa busca por informação e entendimento definiu algumas escolhas e uma tomada de atitude que me permitiu enfrentar as fases do tratamento com disposição e alto-astral. Oscilei muitas vezes, fiquei abatida, mas me refazia com a ajuda de todos, guiada por essa perspectiva que criei e que me direcionava e motivava. Notei que minha percepção sobre tudo o que ocorria determinava minha forma de encarar as coisas, e, por consequência, o sucesso do tratamento. Então, passei a crer que era possível nos dedicarmos a criar uma realidade propícia à superação e à cura, que vai de como encaramos o que nos afeta ao que acionamos a partir disso.

No meu caso, foi o câncer o desencadeador dessa proposição e dessa transformação. Para outras pessoas, são outras doenças ou, muitas vezes, outras questões que não exatamente se relacionam a problemas de saúde. O mais bacana foi perceber que isso se estende a todos nós, segundo aquilo que cabe a cada um enfrentar, seus desafios particulares. Todos vivemos situações complexas que nos desestabilizam em maior ou menor grau, e não há quem esteja livre disso. Problemas familiares, psicológicos, cognitivos, financeiros ou sociais, problemas de naturezas bem diversas. E nenhum necessariamente deve ser considerado mais ou menos passível de gerar sofrimento – e sofrimento também não deve ser comparado, precisa ser analisado pontualmente e respeitado. O curioso é perceber que, ainda que todos tenhamos tantas questões com as quais lidar desde crianças, em geral não temos contato com nenhum tipo de educação emocional ao longo da vida que nos prepare e nos conceda ferramentas que, em situações de crise, venham a ser úteis para superar os problemas da melhor maneira possível. Não nos preparamos para o sofrimento inerente à vida; por isso, muitos de nós nos deixamos abalar tanto.

Com essa perspectiva e a partir da necessidade de organizar meus pensamentos para prosseguir de forma mais esclarecida (minha motivação para escrever e, assim, elaborar melhor o que eu vivia), em determinado momento percebi que eu estava essencialmente abordando a questão do manejo do sofrimento, e o sofrimento manifestado de forma diversificada – não só aquele de quem recebe o diagnóstico que eu recebi, pois este não é um livro apenas sobre câncer e dedicado a pacientes, nem sobre mim. Vai além, e me faço presente pois parti da minha vivência para propor tais reflexões, usei-me como exemplo em alguns momentos.

Todos precisamos aprender a lidar melhor com as condições adversas. Poucos de nós se atêm, ao longo da vida, ao exercício dedicado de trabalhar e desenvolver nossa competência emocional, muito relacionada a aspectos como autoconhecimento, autocontrole, autocompaixão, aceitação, resiliência, empatia, compreensão, afeto etc. Isso pode parecer supérfluo a alguns, mas é a partir de uma estrutura psíquica frágil que advêm reações como incompreensão de si e do mundo, inadequação, revolta, mágoa, fuga, ignorância e, no fim das contas, sofrimento.

Não há como evitar as intempéries, mas há como nos relacionarmos com elas de outras formas, o que determinará o quanto sofremos e o quanto nos modificamos. Se para melhor ou para pior, se amadurecemos ou retrocedemos. Isso, em certa medida, está em nossas mãos, o que é embasado ao longo do livro com entendimentos sensíveis e criativos propostos por autores provenientes de áreas diversas que dialogam entre si.

Mas este não é um manual de autoajuda ou que fornece dicas práticas de como eliminar todo e qualquer sofrimento de sua vida; não tenho essa pretensão. Sou apenas uma paciente oncológica que atentou para possibilidades outras de se pensar a si mesma e de rever sua postura no mundo a partir da experiência que teve com o câncer, e que acredita poder compartilhar isso para desencadear, possivelmente, alguma reflexão positiva – ainda que sutilmente, ao trazer proposições que causem certa "estranheza", um desconforto que nos motive a questionar algumas certezas tão interiorizadas, mas que podem já não dar mais conta de garantir alguma convicção no sentido de entender o que nos afeta.

Muitas vezes, a paz que a compreensão traz vem de olharmos para as mesmas questões com outros olhos, e esse outro jeito de enxergar nem sempre vem da certeza de que acessamos e entendemos tudo, de que é precisa a explicação. Pelo contrário, vem de admitirmos que vida é mistério, e mesmo que tentemos desvendá-la, só acessamos parte desse todo, e muito do que achamos ter descoberto não passa, na realidade, de uma verdade parcial e enviesada que nós mesmos inventamos e convencionamos ser a verdade suprema. A paz deve vir da aceitação de que isso não nos preenche completamente, o que cria em nós uma expectativa de que não há nada que seja tão absoluto que não possa ser ressignificado, nem a dor, nem o sofrimento, nem o adoecer. E nem o curar-se, pois a superação de um quadro de doença pode passar a representar o próprio renascer em vida, o despertar para uma nova etapa de quem é você, reinventado e amadurecido e com forças para ir além de onde conseguiu ir até aquele momento.

Por isso, ao escrever, mais que informar sobre o câncer, me predisponho a provocar o leitor a pensar sobre novas formas de olhar para o que é dor ou doença, que, em uma perspectiva mais abrangente, passa a representar tudo aquilo que nos desestabiliza em essência, o que é o sofrimento e como podemos minimizá-lo para nos relacionar melhor com ele, e, ainda, o que a cura pode representar, para além da superação de uma enfermidade, quando considerada uma oportunidade valiosa de nos reformularmos.

Precisei escrever este livro para me curar. Além de todas as etapas do tratamento cumpridas – cirurgia, quimioterapia, radioterapia, hormonioterapia, terapia cognitiva –, também foi fundamental, no meu processo de cura, escrever, que era para pensar melhor e porque eu realmente queria colocar essas reflexões no mundo. Se posso, de alguma maneira, ser grata ao que experienciei e ao fato de ter sobrevivido para contar, já em outro estágio de amadurecimento, ofereço humildemente este relato e o resultado do pensamento que foi construído até aqui.

Precisamos cuidar de nós. Precisamos poder falar abertamente sobre o nosso sofrimento, admitir que todos sofremos e que precisamos de cuidados. Em certa medida, estamos todos doentes, e uma cura, para ser efetiva, precisa ser sistêmica, abrangente – o que justamente a torna uma cura coletiva, pois quando você está bem você melhora o mundo, você faz bem a todos. E me parece que uma intervenção assim, poderosa, parte, fundamentalmente, da compaixão.

Vale a pena. Viver é realmente uma experiência linda, mágica e rara. Se você perdeu ao longo do caminho esse encantamento, estou lhe relembrando isso, porque não é que você não o sinta, você só se esqueceu de como era quando achava belo viver. Quando fazia sentido e lhe fazia sentir.

Pode ter acontecido há muito tempo, na mais tenra infância, quem sabe, mas você já foi um ser deslumbrado com a vida, nem que fosse quando bebê, quando via cores e formas e aquilo era pura estimulação sem categorização e juízo de valor, antes de qualquer sistema educacional e ideológico ter agido em você e causado essa dispersão. Pois, infelizmente, as instituições e normas que se instauram têm o intuito, na maioria das vezes, de nos anestesiar dessa sensação de contemplação que nos é inata, pois não seríamos tão "produtivos" se ficássemos todos só nos dedicando a esse gozo de viver.

Resgatar isso e tornar esse o nosso filtro, pelo qual vemos o resto do mundo e segundo o qual nossa interação com tal mundo é forjada, pode ser tarefa árdua, empreitada para uma vida toda, inclusive. Mas não há propósito que me pareça mais digno, e nada devia nos interessar mais que construir um sentido para nós, para que viver não fosse uma mera soma dos dias vividos, e sim uma experiência mais gratificante.

O primeiro passo, acredito, é estimular em nós mesmos uma postura curiosa e interessada, conectada com o que compreende a nossa realidade a cada momento. Uma postura insatisfeita, no bom sentido, buscadora de devires. Não acostumada com a vida, inquieta, intrigada, presente, e não distraída, acomodada ou enrijecida, que é como ficamos quando não damos vazão ao sentimento de encantamento genuíno. Temos de nos sensibilizar, de novo e de novo, sempre que preciso, ou permaneceremos doentes, padecendo em vida.

AQUILO QUE DESESTABILIZA

A vida é, por natureza, instável. A instabilidade é uma premissa básica. Os ciclos vitais demonstram essa condição, a forma como se dão e se alternam. E só assim ela se mantém. Só em movimento.

Mas o homem, o único animal que, conscientemente, atua na natureza de modo a tentar dominá-la para usufruir dela conforme seus interesses, cria meios para domesticá-la e ditar seu ritmo a ponto de se sentir independente e autônomo. Ele se desvincula, ele não quer se submeter. Nós evitamos nos submeter ao seu fluxo, resistimos.

Muito consolidada pelo Humanismo, um movimento ideológico-cultural surgido na Europa na transição da Idade Média para a Moderna (em torno do século XIV), e que embasou o Renascimento, essa visão antropocêntrica coloca o homem como centro das questões universais – por meio do abandono gradativo do misticismo que antes permeava o pensamento nesse contexto, em grande parte determinado pela religião –, e isso acaba por conferir a ele uma sensação de superioridade.

Na sequência histórica, por volta dos séculos XVII e XVIII, houve um movimento intelectual muito representativo denominado Iluminismo, que efetivamente implementou o pensamento moderno e progressista no ser humano, o uso da razão sobre o da fé, e que pressupõe, em resumo, a submissão da natureza aos interesses do homem.

Cultivando esse pensamento há séculos, hoje vivemos situações confortáveis, uns mais e outros menos, mas, em geral, todos contando com a ideia incorporada de que somos seres vivos diferenciados e detemos conhecimentos e recursos suficientes que nos conferem segurança e supremacia em relação ao "mundo selvagem".

Ainda que tenhamos avançado significativamente em um curto espaço de tempo no campo das tecnologias, e que isso nos tenha garantido alguns benefícios e comodidades, essa condição não nos priva de sermos impactados por fenômenos causadores de instabilidade próprios da vida. Assim, somos acometidos eventualmente por situações que fogem de nosso controle e colocam nossas convicções em xeque, inevitavelmente.

Muitas vezes, é doloroso lidar com essas situações, justamente porque elas fazem com que nos deparemos com nossas fragilidades e desconstroem, assim, algumas das certezas nas quais estruturávamos nossa fortaleza. Tudo parece ruir e o pânico se instala em muitos de nós.

Seja uma doença grave, seja a morte inesperada de alguém que amamos, uma tragédia que tira algo importante de nós, uma limitação que passa a nos acometer, são inúmeras as formas de experimentarmos essa sensação de impotência que parece "tirar nosso chão". Nós, que nos considerávamos tão fortes e até mesmo imunes a qualquer sofrimento, nos vemos suscetíveis e experienciamos um tipo de dor mais profunda advinda do que chamaríamos de "fatalidade".

Um exemplo: o câncer

O câncer é dessas doenças graves que nos desestabilizam demais. Se não tratado a tempo ou adequadamente, pode matar – sabemos disso. E nos comovemos com isso, seja porque nos levou um ente querido ou um conhecido distante, seja porque sabemos de histórias de superação e cura, muitas vezes inesperadas, consideradas milagrosas. Praticamente todos nós conhecemos ao menos uma pessoa que já viveu a experiência do câncer.

O câncer se caracteriza pelo crescimento e pela propagação desordenada de células que afetam alguma parte do corpo. Esse crescimento muitas vezes atinge outros tecidos e compromete outros órgãos simultaneamente, o que ocasiona a chamada metástase.

Segundo o Instituto Nacional de Câncer (Inca), a previsão para nosso país era de que, entre os anos de 2018 e 2019, surgiriam cerca de 600 mil novos casos de pacientes com câncer, dos mais variados tipos.

Também segundo o Inca, muitos cânceres podem ser prevenidos quando evitamos a exposição a fatores de risco, como tabaco, radiação, agrotóxicos e outros. Além disso, uma proporção significativa dos cânceres pode ser curada por cirurgia, radioterapia e quimioterapia, especialmente se detectados na fase inicial.

As pesquisas felizmente têm avançado e hoje sabemos melhor do que se trata essa enfermidade. Mas muito há para ser descoberto, e a doença ainda suscita inúmeras dúvidas.

Para dar ideia da complexidade, hoje se sabe que câncer é, na realidade, o nome genérico dado a muitas doenças distintas, pois, em cada órgão onde se manifesta, ele apresenta características peculiares. E, mesmo quando se trata de um único órgão, ele pode apresentar variações, o que o subdivide em tipos diferentes e, portanto, demanda tratamentos específicos.

Podemos encontrar mais sobre a doença e suas implicações em livros e materiais voltados para os aspectos teóricos e técnicos relativos ao tema, e este não é o enfoque deste livro. Muito já foi escrito sobre o assunto, e com muita competência, e a intenção aqui é focar não na doença, e sim no doente. Como fica quem se vê afetado por esse desequilíbrio que emerge de seu próprio organismo?

O câncer abala muito nosso aspecto emocional por representar, em sua essência, uma desordem de caráter físico que não precisa de precedentes para ocorrer, não anuncia sua chegada, não pergunta se pode se manifestar em nós nem quando, mas que, quando ocorre, não pode ser negligenciada, ou se comprometeria o bom funcionamento de todo o nosso sistema.

Não se sabe bem quando essa desordem começa, há quanto tempo ocorre e muito menos por que ocorre. Um dia ela nos toma de assalto e, daí em diante, determina o rumo de muita coisa em nossas vidas.

Mais que tirar nosso chão, minha experiência me possibilita dizer que é como se ela nos retirasse à força de onde estamos instalados, ou melhor, enraizados, e nos deixasse suspensos por algum tempo. Não tira o nosso chão, mas nos tira do chão, suspende as certezas todas.

Sou um bom exemplo de quão imprevisível é a doença. Fui diagnosticada com câncer de mama aos 31 anos de idade, relativamente jovem, haja vista que o exame mais empregado para detectar esse tipo de doença, a mamografia, geralmente é exigido a mulheres a partir dos 40 anos. Não estava nos meus planos, e nem nos pensamentos mais remotos eu imaginei desenvolver um câncer.

Isso porque, além de jovem, sempre fui uma pessoa ativa, praticante de atividades físicas e, de certa maneira, muito agitada. Sempre gostei de ter uma rotina cheia de compromissos, me sentir ocupada e produtiva, fazer coisas as mais variadas, me engajar em movimentos diversos.

Sou bailarina desde criança – fiz balé clássico, *jazz*, dança contemporânea e outros estilos de dança. Nunca fui sedentária, danço e faço exercícios regularmente. Sou graduada em Educação Física, o que ilustra bem minha conexão com a temática do corpo e do movimento. Ter um estilo de vida ativo é meu perfil.

Não sou obesa, não fumo, não bebo, ou seja, não apresento nenhuma das características que podem contribuir para o surgimento de alguns tipos de câncer. Sou vegetariana e minha alimentação é rica em nutrientes, pois consumo muitos vegetais, verduras e frutas. Adoro comer comidas saudáveis.

Não tenho parentes diretos com histórico da doença. No máximo primas (não de primeiro grau) que tiveram câncer de mama numa idade mais avançada, o que não indica necessariamente uma tendência na família. Além disso, fui submetida, durante o tratamento, a uma análise dos genes que têm ligação direta com esse tipo de câncer, BRCA 1 e 2, e não apresento mutações neles.

Enfim, sempre fui uma pessoa alto-astral, feliz comigo e com o mundo, sem grandes traumas que pudessem suscitar alguma mágoa profunda ou justificar uma personalidade depressiva, características associadas por alguns profissionais a uma predisposição ao aparecimento do câncer.

Meu quadro não condiz com o que normalmente se identifica em alguém dito suscetível. Não havia motivos para preocupação e até pouquíssimo tempo atrás eu mal sabia detalhes sobre a doença. Mas aconteceu. Acontece.

E eu, como não poderia ser diferente, me vi abalada e com medo. O sentimento que advém dessa desestabilização causada pela doença é a insegurança. Não se sabe o que acontece de fato, o que virá em consequência disso, as implicações, o desfecho.

O tratamento do câncer varia; para alguns, envolve menos etapas, mas, no geral, é longo comparativamente aos de outras doenças. Quando diagnosticado no início, o câncer não costuma apresentar sintomas perceptíveis ao paciente, como dores ou deformidades. Por vezes, ele se desenvolve silenciosamente, e quando se nota, pode estar avançado demais, e aí está a gravidade.

Mas quando é descoberto no início, pelos exames adequados a cada tipo, é possível que o câncer não esteja em um estágio que prejudique a rotina do paciente. Nesses casos, é comum o tratamento desencadear mais complicações que a doença propriamente dita, devido aos efeitos colaterais indesejáveis, com os quais pode ser difícil lidar.

Os efeitos podem ser muitos, variam em intensidade (por exemplo, entre diarreia e prisão de ventre) e podem acontecer simultaneamente ou mesmo não acontecer – vai depender da reação de cada corpo ao tratamento. A imprevisibilidade das reações a cada nova etapa é a única regra.

O diagnóstico de uma doença complexa, seguido de um tratamento geralmente longo, composto por estágios que ocasionam mudanças e efeitos indesejáveis os mais diversos: é a isso que estamos nos referindo. Cirurgia para a retirada do tumor (em muitos casos), quimioterapia (em suma, a prescrição de combinações de alguns tipos de medicamentos, muitas vezes consumidos de forma injetável) e radioterapia (aplicações de radiação no local afetado). Ou tudo isso junto, como no meu caso. Esse "combo de acontecimentos" leva tempo a passar.

Mas passa. Como tudo. E, ainda que esse panorama possa ser aterrorizador, por parecer um longo pesadelo do qual não conseguiremos sair, só buscando manter a lucidez durante o percurso é que estaremos agindo em nosso favor, no intuito de o superarmos da melhor forma possível.

Neste momento crítico, ninguém pode fazer mais a diferença para reestabelecer o equilíbrio e alcançar a superação do que você. Todo suporte é fundamental, mas a vida em questão é a sua, e o que você pode fazer por ela ninguém mais fará. Qualquer ajuda externa não supre essa demanda.

Então, por mais caótica que seja a situação, por mais desestruturados que estejamos, é fundamental buscar meios para nos organizarmos em prol da nossa própria recuperação. Para estarmos favoráveis a ela. Recursos que nos possibilitem encarar cada estágio desse processo de transformação com o máximo de discernimento e otimismo possível.

É no decorrer do tempo, desse longo tempo de maturação e cuidados, que nos conscientizamos do que ocorre e de qual a melhor forma de agir em consonância com o nosso objetivo, que é a cura. Por isso, não se aflija, não se desespere nem perca a esperança facilmente. Viva, sim, o seu sofrimento, não o desprezenem finja estar fortalecido se de verdade ainda não estiver, pois é importante respeitar as emoções e apreender aquilo que elas nos indicam, mas chega a hora de passar a buscar formas de superá-lo, pois não queremos sofrer para sempre.

Você pode e vai, por vezes, oscilar e se sentir mais ou menos encorajado, mas precisa se preparar para, o quanto antes, conseguir retomar seu objetivo com a energia necessária. Para tanto, é preciso se sintonizar com aquilo que o mobiliza, construindo para si uma realidade propícia.

Estágios

Ao longo do processo que compreendeu a descoberta, o tratamento e a superação de um câncer, precisei buscar meios de entender e refletir sobre o que me ocorria e suas implicações, tanto para me sentir mais informada e segura quanto para que isso pudesse, talvez, trazer algum tipo de acalanto diante de tamanha perplexidade.

Quantas foram as vezes em que acordei pensando: "Isso está realmente acontecendo comigo? Ou seria um sonho?". Quer dizer, um pesadelo. Mas não era; aquela havia passado a ser a minha condição. Tudo é tão intenso que o entendimento muitas vezes não acompanha o ritmo dos acontecimentos.

Sempre gostei de ler sobre vários assuntos, estabelecer relações entre eles e, com isso, ampliar minha visão sobre os diferentes temas. Sou uma pessoa reflexiva, e nessa fase da vida não poderia ser diferente.

Cultivei uma curiosidade sobre o que estava acontecendo. Não uma vontade de me aprofundar nos quesitos técnicos e teóricos da doença (aliás, soube estritamente o necessário quanto ao que me acometeu), mas um interesse por me observar frente a isso, acompanhar os movimentos disso na minha vida, as mudanças psicofísicas e emocionais, além das sociais, que seriam a reação e a consequente relação das pessoas comigo naquele momento. Como dito, essas situações impactam a vida do doente e as das pessoas ao seu redor e, muitas vezes, também a maneira como elas entendem a vida.

Passei a ler sobre modos de pensar o câncer e o que ele representa segundo visões distintas (advindas tanto da ciência como da filosofia, bem como de crenças religiosas ou não), na intenção de extrair o que fizesse sentido para mim, para que pudesse compor, então, a minha perspectiva particular sobre a questão.

Ao mesmo tempo, fui captando muitas ideias e recursos que não têm relação direta com a doença, mas que estão aliados à questão da superação e possibilitam, quando acionados, nos colocar em outra posição frente ao problema, seja ele de que ordem for – para, quem sabe assim, desencadear outras condutas e tomadas de atitudes. Penso que foi essa escolha de abordagem do problema que me fez reagir como reagi, o que só me beneficiou.

São esses conteúdos e recursos que quero apresentar e inter-relacionar neste livro, a fim de encorajar o leitor à medida que seu entendimento também se expande. Para tanto, parece-me importante relatar os estágios que identifiquei como constituintes desse processo, para depois nos aprofundarmos no que mais interessa: a estruturação de outras maneiras de pensar e agir, maneiras mais positivas.

Sei que o caminho é diferente de caso para caso, mas notei que alguns aspectos são próprios de momentos específicos, então quero fazer algumas colocações que considero oportunas segundo a demanda manifestada em cada um desses estágios, demandas que eu vivi. A partir daqui, buscarei construir essa progressão.

Tudo parece começar com um arrebatamento. Ninguém nunca está preparado para saber que tem câncer, para receber a notícia. É sempre aterrorizante. Conhecendo pouco ou muito sobre o tema, sendo o doente mais ou menos esclarecido, receber a notícia é sempre ruim, pois, independentemente do tipo, da gravidade e das condições disponíveis para o tratamento, a doença em si ainda é envolta por uma atmosfera de mistério e confusão muito grandes.

Há pouco tempo, nem mesmo o nome era pronunciado por algumas pessoas, pois, por desinformação, a consideravam mais um tipo de maldição ou castigo de Deus (ou do demônio) que uma doença tratável – e curável, em grande parte dos casos.

Ainda há essa mentalidade em algumas instâncias, mas as pesquisas progrediram, e hoje temos acesso a mais informação. Isso desmitificou bastante o câncer e nos possibilitou um maior entendimento, de modo que hoje sabemos que há doenças até mais comuns e menos temidas, que atingem grande parte da população e podem ser mais complexas que o câncer. Inclusive, algumas delas, como o já mencionado diabetes, podem não ter cura, diferentemente do câncer. Mas ainda é mais "tranquilo" ser diagnosticado com diabetes do que com câncer.

Contudo, esse esclarecimento não é suficiente para tranquilizar aquele que recebe o diagnóstico. Seus familiares e entes queridos entram num estado de apreensão total. São muitas questões com as quais lidar, desde as práticas (quais são o tipo e a complexidade, onde faremos o tratamento etc.) até as de caráter abstrato (o porquê, se é um castigo, se mereço sofrer...). Tudo vem à tona, e isso é enlouquecedor em alguns momentos.

Eu havia acabado de tomar banho e foi me vestindo que senti um nódulo. E, por incrível que pareça, era bem grande, palpável. Eu nunca havia sentido nada – não foi algo que notei quando pequeno e, por não ter minha atenção, foi se desenvolvendo. Na primeira vez que o percebi, ele já era grande. Depois, feito o ultrassom, soube que tinha cerca de dois centímetros e meio.

Um nódulo relativamente grande se comparado ao tamanho da mama, e numa posição fácil de ser notada, mas não o notei antes. Isso só nos fez supor que seu crescimento foi muito rápido, embora não saibamos por quanto tempo as células cancerígenas estavam se multiplicando em meu organismo até que pudessem consolidar esse tumor.

Eu soube que todos produzimos células com DNA (nosso material genético) "defeituoso", mas, em geral, elas acabam morrendo, não se proliferam. Porém, em algumas pessoas, elas podem resistir e dar início a um processo cancerígeno, só não se sabe como nem por quê. Isso demonstra o quanto ainda há para ser desvendado nesse campo de pesquisa.

Outro indício de que o desenvolvimento foi intenso foi que, durante o prazo esperado até que os exames ficassem prontos, o nódulo estava visivelmente mudando de aspecto, ficando mais notável, o que me preocupava muito.

Logo que pude, visitei minha ginecologista e, como é usual, ela solicitou um ultrassom, mas não trabalhou inicialmente com a hipótese de câncer. Pensávamos em algum cisto, algo do tipo. Já na realização do ultrassom o comportamento do médico não me deixou muito tranquila; ele me alertou para o fato de ser um nódulo vascularizado, o que já descartava, segundo ele, a possibilidade de ser um cisto.

Com o resultado desse ultrassom em mãos, retornei à médica, que concluiu realmente não ser um cisto e solicitou outro exame mais aprofundado – uma biópsia com agulha fina. Quando o processo se dá pelo convênio médico, até que os exames sejam agendados e realizados, os resultados fiquem disponíveis e ocorra o retorno aos médicos que os interpretarão, o desdobramento costuma ser lento, e a constatação, demorada. Esse foi o meu caso.

Apesar de ter percebido o nódulo em setembro, foi somente em dezembro que fui efetivamente diagnosticada. O resultado da biópsia, feita em outra cidade, foi enviado por e-mail, e, para aumentar meu desespero, acessei-o de casa, sozinha. Não consegui resistir à ansiedade, ainda não sabia quando encontraria novamente a médica que acompanhava o caso.

Não havia alertado meus familiares, porque trabalhávamos com a melhor das hipóteses, a de ser uma formação fibrosa benigna. Não tenho tendências hipocondríacas, não sou de ficar doente e sempre tive uma boa resistência à dor. Brinco que, tirando esse episódio isolado que foi o câncer em minha vida, sempre tive uma saúde impecável. Minha família praticamente não sabia que eu investigava isso, a não ser minha mãe, que me acompanhou na biópsia.

Mesmo que a expressão dos médicos que efetuaram o procedimento também não tenha sido das melhores – o que contribuiu para aumentar minha preocupação –, eu não estava certa de que era isso, não podia crer na pior das alternativas. Mas foi então que li no exame: "Quadro citológico compatível com neoplasia epitelial infiltrante com características de carcinoma ductal invasivo".

Aquilo foi muito para mim. A conclusão foi muito técnica; embora sentisse que se referia a câncer de mama, não queria admitir essa ideia nos primeiros instantes. Fiz ainda mais: busquei na internet e, como não poderia ser diferente, tive a confirmação de que carcinoma era sinônimo de câncer.

Foram alguns segundos de suspensão total. Nada passou pela minha cabeça, como se eu tivesse sido desligada da tomada, e o corpo parecia dormente. Não pensei em nada, vivi o choque que essa nova informação causou em mim, nos meus sentidos, na minha propriocepção. Mas essa sensação durou pouquíssimos segundos, pois, mais que depressa, minha mente passou a agir, a racionalidade trouxe à tona mil questões e aflições e passei a sentir um sofrimento intenso.

Só clamei por alguns instantes: "Deus, Deus, Deus". Só isso pude dizer, como se pedisse para ser percebida e quisesse ter minha história corrigida, alterada por alguma entidade que detivesse esse poder, ou que algo acontecesse para me tirar daquela angústia. O dia foi todo de dor, de emoção, de confusão, mas basicamente em silêncio. Custei um pouco a dar o passo seguinte, informar àqueles com os quais me preocupo – minha família.

Isso não pôde deixar de acontecer naquela semana, e a dor, então, se disseminou para mais pessoas. Ao ver o exame, a médica se certificou de que realmente eu sofria de um câncer na mama direita, e passamos a buscar o tratamento.

Felizmente, eu, que sempre me senti uma pessoa abençoada, pertencente a um núcleo familiar maravilhoso composto por pais e irmãos incríveis, fui agraciada mais uma vez com o que me aconteceu dali em diante. Por intermédio de uma conhecida, hoje uma grande amiga, consegui ser atendida rapidamente num hospital que é referência nacional no tratamento de câncer.

Essa amiga realiza muitas ações em prol dessa instituição, além de direcionar muitos pacientes para lá; ela conhece bem a equipe de médicos e servidores. Foi dessa maneira que conseguiu encaminhar meu caso a um dos médicos mais conceituados do setor de mama, ao qual também devo gratidão infinita pelo atendimento que recebi e recebo até hoje. Aliás, devo a mesma gratidão a todos os profissionais com os quais me relacionei a partir de então nesse hospital fantástico.

Confesso que os acontecimentos foram pesados nesse curto tempo, da descoberta à definição das medidas necessárias dali em diante. Medo, ansiedade, angústia, insegurança, desolamento, confusão, desânimo, esses são apenas alguns dos sentimentos que experimentei.

Tendo me consultado no referido hospital, onde tive de refazer todos os exames que atestaram um câncer maligno, em menos de um mês eu já estava operada. Fiz uma mastectomia total na mama direita, que foi reconstruída na mesma ocasião por reposicionamento de parte do músculo grande dorsal das costas, para compor o tecido necessário (o bico do seio foi reconstruído com um retalho de pele extraído também das costas).

Classifiquei esse primeiro estágio como um arrebatamento porque a pessoa recebe o diagnóstico e tudo muda a partir de então. As prioridades, as urgências, as atitudes, tudo passa a convergir para esse fato descoberto, e não há tempo a perder, pois não se sabe a gravidade e quais ações serão tomadas.

Quanto mais se espera, mais o quadro pode agravar; então, após a descoberta, a emergência é total, independentemente de o paciente ter acesso ao tratamento com mais ou menos facilidade, se o início se dá na sequência ou se demora até que consiga assistência. Ele não conseguirá mais levar sua rotina com a mesma tranquilidade de antes, como se nada o afetasse, como se fosse poupado de problemas dessa magnitude. Ele volta suas atenções e seu foco inevitavelmente para a problemática.

É o que eu considero ser arrebatado da própria vida, da própria rotina. Nada mais é como antes, pois é a sua existência que está em jogo e em risco, e você passa a batalhar por ela. Você passa a ser a prioridade da sua vida.

Para além do susto da descoberta, experimentamos daí em diante muitas outras sensações. O estágio do **reconhecimento**[2] se inicia quando tomamos contato com muitos conteúdos sobre a doença, algumas vezes de fontes não tão confiáveis, informações relevantes e outras nem tanto, que buscamos ou que chegam a nós. E chegam por meio de pessoas com intenções também variadas.

Nesse momento logo após o choque do diagnóstico, estamos bem vulneráveis, pois as coisas ainda não aconteceram efetivamente, apenas demos início ao processo do tratamento. E acabamos nos preocupando com quase toda informação, pois ansiamos por saber como proceder.

Mas, como dito, são informações de fontes, caráter e intencionalidades diferentes, algumas vezes até divergentes. Podem conflitar entre si, e isso acaba por desencadear dentro de nós um sentimento de confusão e possivelmente alguma angústia.

A doença está envolta por uma mística que faz com que haja muitas crenças a seu respeito. Então, além de lidar com os fatos científicos que passamos a conhecer (e estes também podem ser discrepantes entre si), temos que processar perspectivas do que seja a doença, suas razões e os procedimentos a serem tomados, advindos de instâncias que se baseiam em aspectos menos objetivos. Algumas religiões e crenças oferecem explicações subjetivas sobre o que representa o câncer e

---

[2] As denominações dadas aos estágios propostos são baseadas no conceito de sete etapas originário da Abordagem Integrativa Transpessoal, uma metodologia criada no Brasil e que integra o que chamamos de "quarta força" em psicologia: a Psicologia Transpessoal.

os porquês que o envolvem, e esses porquês são embasados nos fundamentos que as constituem. Definições como castigo, provação ou carma advêm desse tipo de mentalidade e dão, em resumo, um caráter corretivo à doença, como se o doente merecesse alguma punição sobrenatural.

Não convém aqui esmiuçar, tampouco julgar, a perspectiva defendida por cada uma dessas mentalidades com relação ao câncer. O que está sendo colocado é que, tão logo dissipada a notícia do que ocorre, o paciente passa a ser "bombardeado" por uma enxurrada de conteúdos, informações, opiniões e sugestões de como compreender o que lhe ocorre e de como agir.

Sempre prefiro acreditar que todos têm boa intenção e sinto que estou realmente cercada de pessoas de bem, mas tenho consciência de que isso não é condição comum a todos, então percebo as pessoas se precipitando, ultrapassando limites, pensando que ajudam quando apenas causam mais ansiedade.

E é aí que vejo as pessoas sofrendo mais do que é preciso por conta dessa doença. Não porque ela está necessariamente causando dor ou algum comprometimento, mas porque se instaurou um caos mental na dificuldade de processar as tantas verdades embutidas no volume de informações que desencadeia um tipo de paralisia, um sentimento de agonia e, por fim, o sofrimento.

É muito com que lidar, são demandas pesadas, diferentes e simultâneas. É preciso reconhecer a si próprio em meio a essa avalanche de posicionamentos (ou seja, o que é você e o que são os olhares do outro) ou você é soterrado, e aí fica ainda mais difícil dar conta do que se apresenta. É preciso voltar-se para si; a sua verdade é que deve ser a lei, e esse é o estágio seguinte: a **identificação**.

Seja grato pelas considerações daqueles que vão ao seu encontro nessa hora – realmente acredito que cada um tenta dar o seu melhor –, mas é preciso desenvolver um filtro de seleção do que é positivo, do que é bem-vindo, daquilo que não agrega, que não vale a pena interiorizar.

Não há uma fórmula que apliquemos e que nos permita saber o que vale ser retido ou não, mas o caminho é seguir o coração, como não poderia deixar de ser. É estar focado em si e nas suas prioridades, naquilo que fala em você e também no que cala. No que lhe desperta um senso de coerência, ou seja, que corrobora com o que já lhe constitui. Todo o resto agradecemos, mas descartamos. Aposte na sua intuição, essa conselheira interior merece ser ouvida. Desperte-a.

Isso é treino, uma habilidade importante a ser aperfeiçoada. Leva tempo, é preciso atravessar o momento mais crítico, da descoberta da doença e de seu encaminhamento, para termos a paz de espírito de que necessitamos para refletir sobre o que queremos para nós nessa hora e, então, vislumbrar meios de alcançar nossos objetivos.

Não é possível pausar a vida para pensar quando nos defrontamos com informações novas em situações como a que enfrentei. Os elementos que constituem muitas dessas perspectivas que envolvem a doença nos afetam, inclusive, de forma inconsciente.

Aí está a importância de nos voltarmos para nós mesmos, mais do que nunca, pois temos que nos conhecer e estreitar esse laço de modo a estarmos sintonizados com a nossa verdade, aquilo que faz bem ou não a cada um. O melhor caminho nesse momento não é para direção alguma que não para dentro. E isso só é possível pelo autoconhecimento.

O que entra conosco, que não é pouco nem conteúdo fácil de digerir, precisamos sempre revisar, pois pode ou não ser indispensável conforme avançamos a novas informações, tendo em vista que estamos num processo vivo de transformação. A postura é passiva e ativa, paradoxalmente, porque devemos ter a tranquilidade que nos permite captar o que nos é útil, mas também a responsabilidade pelo discernimento que deve estar, mais do que nunca, acionado.

Eu tive a sorte ou o mérito, quando vivi a experiência do câncer, de estar envolta por uma atmosfera positiva, proveniente das pessoas incríveis com as quais convivo ou que, na época, tinham um apreço por mim e, portanto, vibraram comigo pela superação. Conforme foram sabendo do que me acontecia, muitas delas se manifestaram com amorosidade e atenção, e isso colaborou para a manutenção do meu alto-astral, especialmente durante as fases mais complicadas.

Essa atmosfera reforçou um sentimento de quão querida sou e de quanto isso tem valor. De quanto eu tenho valor. E, dessa forma, ficou ainda mais fácil identificar e dispensar as versões que comentei há pouco, que estabeleciam uma relação de culpa e castigo.

Sempre me dediquei à vida e a suas questões; não me abstive de lidar com seus desígnios; por isso, considero-me digna do que há de melhor e busco experimentar o meu melhor. Cheguei a essa conclusão a tempo, e era o que eu precisava para seguir caminhando esperançosa.

Considero que me saí bem dessa situação que desestruturou minha vida e abalou muitas das minhas convicções. Diante da complexidade, reagi com coragem. Lembro aqui uma das definições populares de coragem que mais fazem sentido para mim: "coragem é ir com medo".

Tive medo, tenho medo, mas resolvi, em determinado momento, que precisava pegar para mim a responsabilidade sobre minha vida e sobre o que fazer dela e por ela. Não estou dizendo que chegar nesse ponto é simples, nem que sabemos quando cada estágio desse processo de lidar com o problema e superá-lo começa ou termina, tudo é junto e bem dinâmico. Não exatamente levamos a situação adiante; a gravidade da situação faz com que sejamos levados, mas é por isso que cultivar o discernimento é crucial. Para que, no turbilhão, tenhamos a clareza que não nos faça perder de vista nós mesmos. Não nos resumimos àquele problema, não somos o que acontece conosco. É preciso utilizar-se dessa **desidentificação**, a etapa seguinte do processo de superação.

A já comentada suspensão, esse sentimento que faz com que pareça que fomos tirados de cena da nossa própria vida, também é importante, pois nos possibilita lançar outro olhar para nós mesmos e para nossas vidas, um olhar externo. Se tivermos esse distanciamento e nos ocuparmos de nós (tendo nós mesmos como foco da atenção, não os outros ou a própria doença), poderemos obter grandes avanços nessa busca pelo exercício da nossa potência, que é tão benéfico ao processo de cura.

Analisando a progressão dessas fases pelas quais passamos (ao menos como foi na minha experiência) quando estamos num processo de transformação desencadeado por alguma situação desestabilizadora, é como se eu dividisse toda a trajetória em uma parte mais negativa e outra positiva, já voltada para a cura propriamente dita, em vários sentidos. Ou melhor, uma parte menos positiva e outra mais positiva, pois não acho que passar por essas grandes transformações deva ser considerado ruim ou negativo. Na verdade, nos faz melhores e mais fortes, e isso é bom, ainda que doloroso. Pensar assim é **transmutar**: nem tudo é totalmente ruim ou bom; tudo tem uma função e temos que sair das polaridades para aceitar o que nos ocorre com base numa visão mais ampliada.

É como se fosse o meio do caminho da cura, e daí em diante eu visse grandes chances de essa pessoa em processo dar uma guinada na vida em seu favor. Antes disso tudo, as coisas ainda são um pouco caóticas e mal sistematizadas dentro de nós, mas, da elaboração em diante, quando a poeira assentou e pudemos organizar melhor nossa casa, temos como realmente nos repensar e recriar, conforme o rumo que as coisas vão tomando.

E o estágio seguinte, o da **transformação**, quando ocorre com entrega e sinceridade, pode desencadear um progresso exponencial. É como colocar um aditivo no combustível que está nos movendo em nosso percurso evolutivo. Ganhamos força para realmente saltar para lugares onde nunca estivemos. Uma viagem que ainda é para dentro, mas desencadeia transformações em todas as direções.

O câncer acontece em nós, em nosso corpo, mas uma coisa precisa ser dita: ele não é nossa culpa. A doença é multifatorial e não há meios que comprovem o que desencadeia o processo. Podemos ter agido de modo a facilitar que isso se instaurasse? A resposta é sim. Mas, pense bem, quem de nós não está sujeito a isso?

Viver é estar suscetível; basta estar vivo para estar à disposição das intercorrências próprias da vida, e esse entendimento precisa ser incorporado. Inocentar-se faz parte da aceitação e da consequente superação. Não apenas arranjar meios de carregar um pesado fardo composto de culpa que pegamos para nós quando assimilamos tudo aquilo que chega de pretensas explicações, mas também abandonar esse fardo, se libertar. Temos que nos perdoar, precisamos estar leves.

Escolhi adotar a estratégia de não gastar minhas energias procurando a razão pela qual isso aconteceu. Jamais terei essa resposta, provavelmente vou morrer sem que alguém ou alguma entidade me revele isso com a fidedignidade necessária. Então, por que seguir fazendo a pergunta se não terei a resposta? Para enlouquecer? Deixei de me importar com a razão, de ficar focada nesse ponto do processo com tamanha obstinação, como algumas pessoas fazem, às vezes, por toda a vida.

Por que nos martirizarmos assim? Já não basta o que nos acomete e que gera tantas complicações? Tratar-se e manter-se saudável vida afora já não o ocupa o suficiente? Aceite: você teve ou tem um câncer, mas esse fato não o desmerece, não faz de você um perdedor, um fracassado, um descontrolado, um incompetente, muito menos alguém não digno do melhor: ser feliz.

Você é (ou foi) um paciente oncológico, mas você não é o câncer. Não se resume a ele. E ele não deve, inclusive, ser um troféu ao qual se apegar.

Independentemente da parcela de responsabilidade que você possa eventualmente ter tido pelo que lhe ocorreu, considerando que seus hábitos e comportamentos não sejam os mais indicados, você não precisa se punir. Você não está sendo castigado, ao menos é essa a verdade que me convence. Pois, caso acredite que as fatalidades que nos acontecem são punições sobrenaturais, caso pense nessa lógica de uma forma tão simplista assim, lamento, mas o que lhe caberá por toda a sua existência será uma culpa imensa que só crescerá (pois você a alimenta) e que lhe fará sucumbir pelo sofrimento.

Se você se ama e se respeita, liberte-se o quanto antes.

Somente quando aceitamos com coragem o que nos aconteceu e nos abalou é que estamos em condições de superar isso, de nos refazer diante do caos. Todos os esforços feitos antes dessa tomada de atitude (porque isso é ação, é um exercício) não costumam ser bem-sucedidos.

Superar é juntar pacientemente os pedaços que sobram depois do furacão e construir algo novo a partir disso, porque precisamos seguir em frente. Aquilo foi desconstruído e um tanto se perde em meio à ocorrência, mas novos elementos são trazidos e, portanto, o resultado final agora será outro. É outro "você". E que bom se for um "você" melhor.

A instabilidade é uma premissa, então não dá para pensarmos em sermos os mesmos ao longo do tempo; essa é uma ilusão que nos desvia da dinâmica do universo, que é a evolução. Mas as situações limítrofes aceleram o processo de reformulação, e tentar frear isso é um esforço em vão. Não podemos ter medo de deixar o fluxo acontecer, como tendemos a fazer, até porque isso não surte muito efeito e só gera angústia. Melhor é confiar e se entregar, no melhor dos sentidos. Em um processo longo de superação, estaríamos nesse momento vivendo uma etapa de **elaboração** já avançada, já contando com mais maturidade.

Contudo, com as convicções estremecidas e a autoestima abalada, não é tão simples encarar com naturalidade esse fenômeno e o que ele faz com a nossa vida. Mesmo depois de curados e tendo conseguido alta médica, há relatos de pacientes que custam a voltar a viver com a mesma tranquilidade de antes e a se sentir felizes. Muitos adquirem um quadro de depressão decorrente do chamado estresse pós-traumático – um desequilíbrio que se instaura após a fase mais crítica.

Em grande parte do tratamento, estamos literalmente lutando para sobreviver e focamos nossos esforços em lidar com as decorrências disso. Muitas vezes, é na fase menos crítica que o dano psicológico e emocional é mais evidente e precisa ser observado na busca pela estabilidade.

Contar com suporte direcionado a esses aspectos é imprescindível, pois deles depende a superação, a cura. E esse trabalho de restauração do equilíbrio emocional depende, sem dúvida, do autoperdão, da libertação da culpa.

Não permita que o julguem e também não seja seu juiz mais severo. Só você sabe das batalhas internas que trava e pode vencê-las, mas, para isso, é fundamental se posicionar a seu favor. Também não culpe seu contexto e as pessoas que o constituem pelo que ocorreu; todos tentam fazer seu melhor.

Acredito que minha postura foi imensamente determinada pela minha forma de interpretar a situação. Notei que não tenho vocação para a revolta, então não me indispus com o meu sagrado, aquilo de mais valioso que trago em mim, minha subjetividade (cada um sabe qual é a sua, independentemente de seguir ou não alguma religião ou filosofia). Agradeci, desde o primeiro instante em que me vi com câncer, ainda que um agradecimento resignado. Não pelo câncer em si, mas pela oportunidade de me transformar e revisar tantas coisas em minha vida.

Também senti que não tenho vocação para a derrota, pois só me restava lutar. Era a minha vida! Com as minhas armas e no meu ritmo, acho que me saí bem. Aliás, ninguém nunca perde essa batalha, eu acho, pois mesmo quem morreu lutando morreu dando o seu melhor, e isso promove muita evolução.

Para alcançar qualquer coisa na vida, a premissa básica é querer o suficiente. Se o resultado atingido será o pretendido, isso depende de muitas coisas. Nosso querer é só um dos elementos de uma grande equação, e nós somos só um dos muitos componentes de um grande sistema. Uma partícula do todo. Mas uma importante fração, sim. Por isso, agir é a nossa contribuição possível, é o que nos cabe fazer. Se não temos convicção do que queremos, se não nos achamos merecedores, se não existe verdade, não fica clara a meta. Então, querer com força é o primeiro passo – e o mais importante.

Caso queira se manter nessa condição, caso o câncer ou outra situação crítica lhe sirva como subterfúgio para se abrigar na zona de conforto, esse é seu álibi perfeito. Se não, você precisa se posicionar: "Eu não quero isso, eu vou superar". Não justifique sua falta de empenho por alguma limitação; elas são "negociáveis" se houver motivação forte o suficiente. O empenho depende, primeiro, de uma mudança de perspectiva.

Não estou aqui desconsiderando a gravidade das coisas, cada situação é específica e o sofrimento é sempre relativo, mas o otimismo é uma opção de conduta, ser otimista é um estado de espírito alcançável. Mas temos que almejá-lo para que possa ser implementado em nossas vidas, e isso é uma construção diária.

Trabalhe pela superação para que um dia você alcance a **integração**. Só então você terá condições de alcançar o sentimento pleno de libertação. Quando você se perdoa, perdoa seus semelhantes, refaz sua cumplicidade consigo e com o mundo, você se proporciona uma espécie de redenção.

Como eu disse, sinto que as pessoas sofrem muito mais do que é preciso por conta do câncer. É, sim, uma doença grave, complexa, sistêmica e que nos desestabiliza em muitos aspectos, cuja repercussão se dá em domínios muitos diversos das nossas vidas. Mas é só mais uma doença entre muitas às quais todos nós estamos sujeitos. É só um possível gerador de sofrimento que pode nos acometer.

Pensar assim não é ser pessimista; pelo contrário, é ser positivo em função de ser realista. Não se iluda, tudo pode mudar em um segundo, então prepare-se para isso, para resistir a fatores que impactam nossas vidas desconsiderando as nossas vontades. Se não acontecer conosco, será com um ente querido, e isso também pode nos ferir; logo, convém estarmos fortalecidos para sofrermos menos.

Apazigue seus ânimos e o sofrimento diminuirá. Busque encarar com discernimento o que o aflige e você passará a determinar o grau de influência que aquilo lhe causa.

Evite questionamentos como "Por que eu?"; repense e faça a pergunta "Por que não eu?". A vida não traz garantias, e essa doença ensina bem essa lição. Eu não tinha nada que aparentemente me fizesse temer desenvolver um câncer, mas aconteceu. E, tendo acontecido, preciso perder a alegria de viver que me movia antes disso? Não! Essa é a minha potência, estou viva e em pleno processo de evolução em direção à minha melhor versão, tenho que seguir nessa empreitada.

Viver, mais que só sobreviver (tocar os dias, se distraindo com afazeres triviais, que são importantes, mas não motivações vitais), é se engajar em sua trajetória evolutiva. Não existe projeto pessoal mais digno. Independentemente de trazer vantagens que repercutam em outras dimensões ou vidas, isso é muito vantajoso para o nosso hoje.

Se instâncias "extravida" existem, são crenças com as quais podemos concordar ou não. Isso não está em discussão, pois a intenção aqui é investigar meios e propor alternativas para vivermos da melhor maneira possível nas condições disponíveis. Se, para tanto, parece conveniente se libertar da culpa, se ofertar o perdão, focar em si e no seu bem-estar, façamos isso. E com urgência, porque a felicidade não precisa esperar.

No dicionário Aurélio, encontramos como significados de "redenção" as palavras salvação, resgate, libertação, auxílio. Você deveria se proporcionar esse bem, esse resgate de si, esse zelo e esse cuidado consigo, pois ninguém mais o fará a contento. Nada de mais poderoso vai agir a seu favor se você não prezar intensamente por isso. Você é sagrado. Somos todos divinos. Salve sua vida, algo que só é possível pelo amor irrestrito.

MUDANÇA DE PERSPECTIVA

Este livro não é exatamente destinado a quem teve câncer ou a quem tenha vivido isso junto a familiares ou conhecidos. Todos, em algum momento e em alguma medida, temos que reagir a situações desestabilizadoras, e o câncer é só um exemplo dessas. Contudo, ainda que não seja a mais complexa de todas as situações que podem nos acontecer, essa doença apresenta características peculiares que lhe conferem uma complexidade própria.

A mudança de perspectiva para lidar de forma diferente com problemas que é aqui proposta pode ser recontextualizada e implementada no trato com questões distintas. E é por isso que afirmo que este livro é para qualquer um de nós, sendo o câncer a experiência que usei como exemplo, pois foi a que vivi e a que mais me marcou nesse sentido.

Por ter sido uma experiência tão significativa a ponto de me despertar para essa reflexão que proponho em forma de livro, e sendo esse o ponto de onde parto para fazer as análises e construir as pontes, não daria para ser diferente: é preciso apontar suas particularidades.

Assim, muito do que constitui o estigma que permeia a doença será levantado. Pois só dessa forma ela será abordada criticamente, podendo então ser repensada e desencadeando mudanças de paradigmas fundamentais para o processo de cura.

A autora Susan Sontag escreveu um livro importante denominado A *doença como metáfora*, no qual aborda a questão da doença em seu sentido figurado, usando a tuberculose e o câncer como exemplos, comparando-os segundo os entendimentos que os permeiam.

A proposição de Sontag é interessante e válida tendo em vista que visa repensar questões relativas ao tema. A autora pode, de certa maneira, ser considerada radical, pois, segundo sua visão, a doença não deveria ser encarada como metáfora, visto que, se partirmos desse pressuposto, passaremos a nos basear nas fantasias e elucubrações que a rodeiam e que dificultam o lidar com a problemática concreta, especialmente por parte do doente.

Ela questiona a ideia de que haja um certo tipo de personalidade propensa a desenvolver câncer, por exemplo. Afirma que

> enquanto uma doença for tratada como uma maldição, e considerada um destruidor invencível, e não simplesmente uma doença, os cancerosos, em sua maioria, se sentirão de fato duramente discriminados ao saber de que enfermidade são portadores. [...] a solução não está em sonegar a verdade aos cancerosos, mas em retificar a concepção da doença, em desmistificá-la. [...] Para quem teve uma trombose coronária há pelo menos tanta probabilidade de morrer de outra em pouco tempo quanto para quem está com câncer há probabilidade de morrer em pouco tempo de câncer. Mas ninguém pensa em esconder a verdade de um paciente cardíaco: não há nada de vergonhoso num ataque do coração. Mente-se aos pacientes cancerosos não só porque a doença é (ou é tida como) uma sentença de morte, mas porque é

> considerada obscena, no sentido original da palavra: de mau presságio, abominável, repugnante aos sentidos. As doenças cardíacas implicam fraqueza, transtorno e carência física. Nelas não há qualquer ignomínia e nenhum dos tabus que outrora cercavam as pessoas acometidas de tuberculose e ainda cercam as que têm câncer. As metáforas ligadas à tuberculose e ao câncer implicam ativos processos de natureza particularmente horrível.

Muito resumidamente, na definição mais conhecida, a metáfora é uma figura de linguagem que atribui sentidos figurados por meio de comparações implícitas, podendo até gerar duplo sentido em uma frase. Com frequência, o significado do que foi colocado não está claro, ou seja, fica subentendido.

Essa reflexão fica ainda mais rica quando consideramos o entendimento de metáfora proposto pelos autores George Lakoff e Mark Johnson no livro *Metáforas da vida cotidiana*. Mais que pensar na metáfora como um mero recurso da linguagem falada, eles acreditam que ela está "infiltrada na vida cotidiana, não somente na linguagem, mas também no pensamento e na ação". Ainda tendo em vista que afirmam que "os conceitos que governam nosso pensamento não são meras questões do intelecto, eles governam também nossa atividade cotidiana até nos detalhes mais triviais, eles estruturam o que percebemos, a maneira como nos comportamos no mundo e o modo como nos relacionamos com outras pessoas", o que e como pensamos exerce muita influência sobre a concepção que temos de mundo e de nossa realidade.

Tal entendimento mais abrangente e aprofundado da metáfora nos é válido ao considerar que o "o que" e o "como" pensamos impactam nossas vidas na percepção e na experiência, e ir por esse viés de reflexão pressupõe admitir a impossibilidade de se ignorar que a metáfora é um recurso vital a nós, humanos. Mas isso não me parece invalidar o argumento de Sontag, pois o que ela propõe, em suma, é que seria conveniente desconstruir todo o arsenal de ideias negativas que a metáfora da doença, em especial do câncer, carrega na atualidade, pois ela não favorece o paciente nem sua recuperação.

> De acordo com a mitologia do câncer, geralmente é uma firme repressão de sentimentos que causa a doença. Sob a forma mais antiga e mais otimista dessa fantasia, os sentimentos reprimidos eram de ordem sexual. Agora, fazendo um notável desvio, a repressão de sentimentos violentos é vista como causa de câncer.

A fala de Sontag aponta para o fato de não haver unanimidade nos entendimentos subjetivos referentes à doença, e é por isso que é preciso que nos informemos, que tenhamos contato com muitas vertentes de pensamento que abordem a problemática partindo de premissas distintas, para que então, lucidamente, possamos constituir a nossa verdade, aquela que nos pareça coerente e faça sentido para nós. Esse é o ponto, essa é a sugestão. A verdade que vai guiá-lo e determinar a sua postura depende das opções que fizer, ou seja, é uma escolha e deve estar embasada em argumentos sólidos.

Se sentimentos reprimidos, mágoa e tristeza profunda são fatores que desencadeiam câncer, não sabemos com precisão. Há pessoas que vivem uma vida inteira cinza, banhada em rancor, e não o manifestam. Outras são lindas, queridas e de alma luminosa, e têm câncer. Diariamente, crianças muito novas e puras são diagnosticadas com a doença. Câncer não é merecimento, mas o que a ciência já considera é que as emoções impactam nosso estado corporal e vice-versa. Logo, você pode agir a seu favor sendo positivo.

Não encarar o câncer como uma penitência a ser paga me ajudou muito a superar essa fase com disposição. Escolhi focar minhas energias em minha recuperação, e não em dilemas sem solução. E viver dessa forma desde então tem sido um exercício no qual busco me aprimorar.

Passei por uma cirurgia extremamente invasiva e que me modificou para sempre. Carrego as cicatrizes no corpo e na alma. Senti, sim, os efeitos colaterais que o tratamento causa, fiquei abatida com a quimioterapia (enjoo, vômito, mal-estar, queda de cabelo, escurecimento das unhas, feridas na boca, entre outros), frequentei o hospital diariamente por semanas seguidas até completar todas as sessões de radioterapia. Terei que tomar uma medicação por anos a fio, talvez uma década, e engravidar durante esse período não é aconselhável. O monitoramento deverá ser feito por tempo indeterminado. E posso ainda apresentar consequências futuras decorrentes de implicações do tratamento, ou a tão temível recidiva? Posso.

É evidente que tenho motivos para me sentir angustiada, e por vezes me sinto. Mas driblo essa angústia relembrando que existem meios e os tenho ao meu alcance, que existem alternativas. Vejo que não é algo sem solução, como outros problemas pelos quais as pessoas passam e posso também vir a passar. Então, agradeço e me sinto fortalecida.

Aliás, é isso que, em resumo, essas experiências devem deixar para nós, ou melhor, causar em nós: devem nos fortalecer, gerar aprendizado, aprimoramento, que nos beneficiará no trato com qualquer outra questão da vida – são experiências positivas. Esse entendimento é capaz de fazer com que passemos a considerar o que enfrentamos como oportunidades.

Recentemente pensei em algo que fez muito sentido nessa busca pela compreensão da experiência que me aconteceu e que acho válido compartilhar. Não há motivo para indignação ou revolta; se você optou, assim como eu, por não considerar que câncer é um castigo divino por uma incompetência sua, você só pode considerar que é algo próprio da vida, uma intercorrência como outras possíveis. E é próprio da vida oscilar entre alegrias e tristezas.

Se você espera viver num paraíso para então se afirmar como sendo feliz, talvez você morra na expectativa. Não existe a possibilidade de não sentir dor, medo, receio, angústia, depressão. Vivemos esses sentimentos e outros lindos, como euforia, alegria, gratidão, compaixão, afeto. Essa dinâmica é inerente à vida, e há quem acredite que é a própria manifestação de Deus. E isso não significa dizer que, por isso, Deus causa mal ou dor às pessoas. A dinâmica da vida propõe situações diversas que causam sentimentos bons e ruins, que impactam todos de diferentes maneiras, e é conforme lidamos com isso que evoluímos mais ou menos intensamente, sentindo também mais ou menos satisfação.

Evoluir aqui é proposto, basicamente, como sair do lugar. Sem grandes pretensões filosóficas ou místicas, é só o sentimento de que caminhamos rumo a melhores condições, em que notamos uma facilitação no trato com questões próprias da vida, concreta e subjetivamente. Evoluir parece ser uma tendência irreversível, basta nos atentarmos a suas manifestações. Tudo flui no sentido do aprimoramento.

E nesse "conforme lidamos" é que está o segredo. Sinto que não cabe revolta no lidar com uma situação como o câncer, porque é uma manifestação da vida – diferentemente de uma situação trágica causada por outro ser humano, por exemplo, cuja ação venha banhada de ódio, preconceito, indiferença, rancor, egoísmo e que nos faz sofrer. Uma perda de um ente querido assassinado, ações movidas por vingança, a desonestidade, esses sim são exemplos de fatos que geram um sentimento de revolta e descrença muito grande, o qual é muito difícil superar. Descrença na humanidade, não em Deus, não na vida. Matar alguém é um ato voluntário, e a responsabilidade recai sobre quem o comete. Sofrer uma mutação genética não é culpa de ninguém (ainda que assumamos parcela de responsabilidade nisso se nos deixamos de alguma forma vulneráveis).

Essa revolta descabida, que alguns direcionam a Deus ou a outras pessoas com as quais convivem, ou a si mesmos, só envenena nossa estrutura mente-corpo. Isso soa como uma forma de desviar a atenção daquilo que realmente faria a diferença, que é, após a aceitação, se dedicar à superação e fazer dessa experiência o seu ponto de virada, aquilo que o desperta para outra realidade e outras possibilidades.

Parece oportuna, nesse sentido, uma afirmação atribuída ao empresário Richard Branson que diz assim: "os corajosos podem não viver para sempre, mas os covardes não vivem nunca". Não há culpados; o termo "culpa" não se aplica a essa situação. Supere isso e vá em busca do seu melhor ou desperdiçará sua oportunidade guerreando com seus fantasmas, uma guerra despropositada, sem fim nem vencedores. Especialmente porque ninguém vive para sempre, tendo câncer ou não, mas é possível viver enquanto há tempo.

Essa tomada de atitude tira você do papel de vítima; em situações como essa, não existem vítimas, assim como não existem vilões. Desconstruir todos esses estereótipos vai diluindo o sofrimento, e fica bem mais possível reagir positivamente aos desafios. Chamo isso de mudança de perspectiva, olhar para a mesma questão com outros olhos, ou mesmo encará-la por outro ponto de vista.

Quem tem câncer ou outra doença não é digno de pena, e, a princípio, um posicionamento diferente parte de quem vive a situação. Os demais aprendem a imagem que você propõe, que você manifesta com seus atos e sua postura. Se você está fortalecido ou fragilizado, isso transparece e determina a visão que terão a seu respeito. Não que a opinião das pessoas necessariamente importe, mas a maneira como se relacionam com você pode motivá-lo ou desestimulá-lo.

Quando encaramos situações delicadas, com coragem, determinação e ao mesmo tempo entrega, adquirimos uma força inesperada. Constatamos a máxima de que só sabemos a força que temos quando a única alternativa é sermos fortes. A dignidade está em admitir que cabe a você encarar a situação que se apresenta e o atinge e extrair dela o máximo possível de aprendizados. Seu engajamento é imprescindível.

E, quando você opta pela coragem, você comove as pessoas à sua volta, as inspira com seu exemplo e desencadeia um ciclo virtuoso de motivação e superação. Fico contente quando ouço que meu exemplo toca as pessoas, pois desejo de coração poder representar um exemplo a ser seguido. Como diz Peter Høeg em *Smilla's Sense of Snow* – no que acredito de todo coração –, "nada corrompe mais que a felicidade".

Você não tem culpa

Segundo o julgamento de muitas pessoas, o câncer é uma conta a ser paga que está sendo cobrada pela vida. Você fez por merecer, no sentido negativo da expressão. Ou porque cometeu erros em vidas passadas, para os que nelas acreditam, ou porque algo desandou nessa existência mesmo. E foi tão grave que você será punido por isso. Deus, para essas pessoas, representa um juiz, não um pai que compreende e acolhe.

Não tenho o que dizer sobre essas perspectivas, vejo-as como hipóteses, possibilidades. Não as descarto nem as adoto. Não sei, honestamente, se procedem, ainda que alguns afirmem serem capazes de prová-las. Por ora, me parecem simplistas ao extremo.

Para os que pensam que, se você teve câncer, a culpa é sua, usar a psicossomática para embasar esse entendimento é muito favorável. Você foi se equivocando ao longo da vida, às vezes desde antes, e aí foi gradativamente projetando e construindo um câncer para si.

Em suma, a medicina psicossomática, segundo consta no artigo de Abram Eksterman no livro *Psicossomática hoje*, de Julio de Mello Filho, Miriam Burd e colaboradores, estuda as "relações mente-corpo com ênfase na explicação psicológica da patologia somática, uma proposta de assistência integral e uma transcrição para a linguagem psicológica dos sintomas corporais".

Interpretações parciais ou mesmo equivocadas do que propõe a psicossomática fazem com que leigos ou mesmo alguns que discutem formalmente a questão doença/cura disseminem a ideia de que algumas doenças são de responsabilidade (ou, mais explicitamente dizendo, culpa) do paciente.

Há muita confusão aí. Primeiro, não existe corpo *versus* mente enquanto estruturas totalmente dissociadas; esse dualismo é muito antigo, até já foi revisado, mas segue ativo no inconsciente coletivo.

Platão e Aristóteles, o segundo sendo discípulo do primeiro, pressupunham desde muito antes de Cristo uma alma ou espírito, etéreo, animando uma estrutura orgânica, o corpo. Todo o cristianismo e, posteriormente, a filosofia de René Descartes, já no século XVII, foram influenciados por esse entendimento.

> A alma como guia do corpo, sua mestra, condutora. O corpo como "morada da alma", algo perecível, até mesmo sujo, descartável, pecador, inferior. [...] Ainda hoje estas ideias correspondem à visão da maioria das pessoas,

como coloca Rafael Trindade em seu texto "Espinosa – relação mente/corpo".

O filósofo Baruch Espinosa, contemporâneo de Descartes, já questionava essa proposição que pressupõe que existe uma dimensão não extensa em nós, que habita nosso corpo-máquina. E, depois dele, muitos pensadores o fizeram, mas seguimos até hoje fazendo análises e tirando conclusões com base nessa visão limitada.

Todas as doenças são psicossomáticas, segundo assinalou Perestrello – retomado pelo já citado artigo de Eksterman –, pois todas acometem inevitavelmente a estrutura corpo-mente; assim, um desequilíbrio manifestado num desses aspectos que nos constitui atinge os demais, na medida em que compõem uma unidade indissociável.

Ainda segundo Eksterman, o autor

> recebeu críticas por pretender um reducionismo ao absurdo da questão psicossomática. Hoje é assente que a questão psicossomática é a de toda patologia. Fica a pergunta: Por que houve a dissociação, entre mental e somático, da patologia?.

Isto é comprovado: o que sentimos, pensamos, acionamos, muda nosso estado corporal e vice-versa. E isso valida a visão que trago de que precisamos fazer escolhas certas e tomar atitudes que nos beneficiem.

Mas, assim como a dicotomia corpo *versus* mente foi desconstruída, a relação causa-efeito também precisa ser. "Porque eu fiz tal coisa, eu tive câncer": não é assim. "Porque pensei errado naquela vez, guardei rancor daquela pessoa, fui egoísta naquela situação, eu tive câncer". Calma!

Você não tem culpa. Culpa é um conceito punitivo incutido em nós, não é algo original. Fomos incitados a sentir culpa e a incorporamos de tal forma que essa lógica vigora com muita força. E a aplicamos nas correlações que fazemos e que determinam como nos posicionamos frente a todas as questões, inclusive pensar uma doença.

Considerar que temos parcela de contribuição na manifestação de uma doença é outra perspectiva, pois podemos, sim, ter cultivado hábitos que tenham estimulado um processo cancerígeno, mas, ainda que isso ocorra, não me parece suficiente para sentenciar ninguém, julgando-o culpado. Esse termo precisa realmente ser abolido.

Há um grande distanciamento entre considerar a visão proposta pela psicossomática, de que dá para explicar psicologicamente qualquer patologia, e crer que isso pressupõe que quem manifestou uma doença é culpado por ela. Essa relação de causa-efeito não se dá tão simploriamente para tudo na vida, que é tão maior do que nosso singelo entendimento nos permite apreender, especialmente em questões desse grau de complexidade. Mas muita gente assim o faz, a todo instante.

Por que , então, admitir que toda doença tem um fundamento psicológico, emocional, se não queremos nos sentir responsabilizados pela doença que nos acomete? Simplesmente pelo fato de que corpo e mente (e mesmo corpo-mente-ambiente) são conjunturas indissociáveis, logo, qualquer oscilação numa delas impacta nas demais, queiramos ou não – e porque admitir isso é admitir que podemos fazer algo positivo por nós, pela nossa regeneração.

> O fato de que um transtorno neurótico pareça mais psicológico, ou uma lesão orgânica pareça mais somática e, portanto, sua orientação terapêutica seja manipulável ora mais por recursos físicos, ora mais por psicológicos, não significa que ambos não sejam igualmente psicossomáticos. O problema não está na patologia; está na mente do pesquisador

> e na do terapeuta. Ele é quem dissocia a enfermidade e o sofrimento, que são unitários (psicossomáticos) em sua origem e nosologia. Por que o faz é a nossa questão. Saber o que é ou não psicossomático torna-se, assim, irrelevante. (Eksterman, em *Psicossomática hoje*)

Fragilidades e potência

Quem se depara com uma situação crítica na vida, dessas marcantes e que desestabilizam muito, acessa o seu pior e o seu melhor. São oportunidades justamente pois desencadeiam revisões profundas sobre o que somos, nosso papel e, consequentemente, nossa contribuição perante o todo.

Situações como essas nos colocam em posição de vulnerabilidade, e isso costuma ser algo que tem2os. Fazem-nos precisar de assistência para conseguir contornar o ocorrido e lidar com suas implicações, o que expõe nossas fragilidades. E vulnerabilidade não é algo com que lidamos de forma tranquila; aliás, a cultura na qual vivemos sugere que é sinal de fraqueza e impotência.

A escritora e pesquisadora americana Brené Brown aborda o tema da vulnerabilidade em praticamente todos os seus livros, e sua perspectiva sobre o tema é muito interessante. No livro *Mais forte do que nunca*, ela coloca que "vulnerabilidade não é fraqueza, mas sim nossa maior medida de coragem".

Ainda que ela acrescente, ao recapitular alguns ensinamentos de outra obra, *A coragem de ser imperfeito*, que a definição de vulnerabilidade seria incerteza, risco e exposição emocional – ou seja, que a sensação de vulnerabilidade está no cerne das sensações difíceis, como o medo, o luto e a decepção –, segundo ela, a vulnerabilidade também é o berço do amor, da aceitação, da alegria, da empatia, da inovação e da criatividade, conferindo assim aspectos positivos de se experimentar essa condição. E conclui dizendo que, quando nos fechamos para a vulnerabilidade, nos afastamos das experiências que dão propósito e sentido à vida.

Conseguir acessar o que esse entendimento traz é um ganho enorme quando nos vemos num estado dessa natureza. Migra o foco de nossas limitações para nossa potência, ou seja, para aquilo que existe em nós e nos mobiliza, nos confere valor e nos leva além. E todos temos esse potencial.

Como dito anteriormente, todos somos dignos do melhor, e não é porque estamos desestabilizados que devemos deixar que nos subestimem, ou pior, que devemos nos subestimar. Podemos e devemos apostar em nós mesmos, apostar que temos condições de atingir aquilo que almejamos, seja a cura ou qualquer tipo de superação, pelo simples fato de estarmos vivos, de existirmos. A vida é por si só uma conjuntura de infinitas possibilidades e, como a autora mostra, a incerteza, o risco e a exposição emocional não precisam nos intimidar a ponto de nos paralisar. Podem ser fonte de encorajamento.

Comece se convencendo de que você não é o único a se sentir desse modo: todos por vezes nos sentimos intimidados e todos estamos sujeitos a situações que nos colocam nesse papel. O receio, a vergonha, o desânimo, a prostração, essas sensações podem acometer todos, então não entregue os pontos quando se perceber assim.

Não trave uma batalha interna em que você mesmo representa o agressor e a vítima. Tão logo quanto possível, pratique a aceitação, o autoperdão, se liberte, tome todas as atitudes já citadas como manifestações de amor-próprio e que promovem grandes avanços na intenção de alcançar outro entendimento quanto ao que representa a situação delicada pela qual passamos.

E o agir, a partir de quando é instaurado esse sentimento de amor em nós, está sempre permeado pela inovação e pela criatividade, como complementa Brown. Passamos a criar formas de lidar com a problemática, e aí está o próprio exercício dessa potência, visto que são sempre alternativas muito particulares, autênticas, de abordagem dessas questões críticas. Isso nos gera benefícios evidentes na direção do autoconhecimento.

Se não admitimos que somos essencialmente vulneráveis e que, enquanto seres sociais, precisamos de uma rede de apoio, em que às vezes amparamos e às vezes somos amparados, perdemos a grande oportunidade de praticar o exercício do amor e do amor-próprio. Vivenciar o conhecido mandamento cristão de amar ao próximo como a si mesmo faz todo sentido, e amar-se é pré-requisito para poder praticá-lo, na medida em que só é possível dar aquilo que temos.

Alguns até mesmo nomeiam essa potência de "centelha divina"; outros a relacionam à alma ou ao eu, além de outras abordagens. Independentemente disso, esse valor que nos constitui precisa ser considerado e alimentado. Mas é importante salientar que não se trata do ego no sentido da vaidade, como é comumente considerado; logo, valorizá-lo não implica uma postura arrogante, autossuficiente. Pelo contrário, é isso o que nos aproxima e nos assemelha a todos.

Pierre Lévy, em seu livro *O fogo liberador*, coloca que ego é um conjunto de condições que impomos à vida e que acabamos por nos tornar essas condições em vez de nos identificarmos com nossas "almas luminosas".

> O ego está a todo momento confirmando e dilatando sua existência através de condições que ele não para de exigir. Não há, porém, existência mais poderosa do que a da presença autêntica, incondicional: estar presente, verdadeiramente presente, para além dos conceitos e das imagens.

O autor ainda atribui todo sofrimento inútil ao ego, advindo de "situações que as pessoas constroem por aceitarem a atividade absurda que o argumento do ego lhes impõe".

Potência é diferente de ego, que, nesse sentido colocado, corresponde a uma construção mental. Permita-se estar vulnerável e se entregue ao ritmo dos acontecimentos – o que não deve ser confundido com acomodação ou procrastinação. Requisite, exerça, viva sua potência e você estará ativamente "sendo levado", no bom sentido, sintonizado com o seu próprio fluxo vital.

Relativizar a questão

Mudar a perspectiva ou olhar de outro ponto de vista só é possível quando conseguimos relativizar a questão, a ponto de ela, se possível, deixar de representar um problema para nós. Nessa mesma medida, conforme isso ocorre com mais eficiência, o sofrimento que a situação é capaz de gerar vai ficando menor. Essa é a lógica e talvez a mais importante estratégia que nos permite administrar os efeitos que uma situação complicada pode ocasionar.

Relativizar para que uma mudança de perspectiva ocorra demanda a ampliação de nossos horizontes. Quanto mais expandida nossa visão de mundo, do todo, mais elementos temos para compor as análises que fazemos e a atribuição de valores para o que nos acomete, seja algo bom ou ruim.

Enxergar a questão de cima, ver a vida de fora, sair da caixa, olhar a *big picture* são metáforas usadas para proporcionar esse entendimento de que, para termos consciência do que nos acontece, temos que nos distanciar daquilo, relativizando-o. Isso só ocorre quando estamos cientes da magnitude da questão em relação a todas as probabilidades de se sentir dor ou satisfação existentes no mundo (que são infinitas, por sua vez).

É difícil isso acontecer quando estamos soterrados pela problemática que nos aflige. Nesse caso, não temos um respiro que possibilite a geração de outras interpretações para aquilo que vivemos. E a dinâmica global atual é totalmente desfavorável a essa proposição, marcada por um ritmo de produção e rendimento que massacra todos.

Hoje em dia, não se estimula a introspecção, a contemplação, a maturação, a meditação. O ócio, então, nem se fala. Esse é renegado à condição de desculpa de preguiçoso que não quer colaborar. O cotidiano nos atropela com suas mil e uma demandas, e nesse frenesi não sobra uma brecha para uma análise mais atenta de como nos sentimos e quais as nossas reais necessidades, nem para trabalhar em suas resoluções.

Comportamo-nos como máquinas automatizadas para viabilizar um estilo de vida que não nos favorece realmente, que não está em consonância com nossa motivação mais íntima. Motivação que é, no fundo, comum a todos, pois está relacionada basicamente a seguir nosso ímpeto de sermos felizes e amar, mas que negligenciamos em prol da manutenção dessa lógica produtiva que tudo dominou de uns séculos para cá e que nos submete, uns mais e outros menos, mas todos em alguma medida.

Um autor bem relevante nessa discussão é Gilles Lipovetsky, um filósofo que aborda as características e os efeitos dos tempos atuais, que denomina "tempos hipermodernos". Considera aspectos socioeconômico-culturais para fazer suas análises de como as coisas acontecem e do impacto delas em nossas vidas cotidianas.

No livro em parceria com Sébastien Charles, *Os tempos hipermodernos*, ele propõe, com base em outro filósofo e sociólogo de extrema relevância, Karl Marx, que "a economia de tempo é o princípio de funcionamento do capitalismo moderno", regime no qual vivemos. Tudo, então, gira em torno do usufruto do tempo para a geração de riquezas, tempo esse segmentado em tempo de trabalho e tempo social, sendo que este segundo também deve ser empregado de forma eficiente, ou seja, é gerenciado também com base na lógica do trabalho.

Um trecho bem expressivo é o que segue:

> Essas contradições temporais repercutem no cotidiano e não se explicam exclusivamente pelo princípio de economia e rentabilidade transposto da produção para as outras esferas da vida social. Quando se privilegia o futuro, tem-se a sensação de passar ao largo da "verdadeira" vida. Desfrutar os prazeres tal qual se apresentam? Ou assegurar a vitalidade nos anos vindouros (saúde, boa forma, beleza)? Tempo para os filhos? Ou tempo para a carreira? Não há apenas a aceleração dos ritmos de vida; há também uma conflitualização objetiva da relação com o tempo. Os antagonismos de classe se enfraquecem, e as tensões temporais pessoais se generalizam e se acirram. Não mais classe contra classe, e sim tempo contra tempo, futuro contra presente, presente contra futuro, presente contra presente, presente contra passado. O que privilegiar?

Identificar que estamos imersos nessa ordem e fazer esforços na tentativa de não sucumbir completamente é o que nos resta e já é de grande valia. Conseguir viabilizar essa postura consciente é o que nos garante a lucidez indispensável para fazermos as escolhas certas quanto ao que é prioridade, o que nos é caro, e só então conseguimos relativizar os demais fatos de nossa vida, cuja finalidade é minimizar o sofrimento e os danos que acarretam.

Na verdade, uma coisa é concomitante à outra: o "manter a lucidez", estando conscientes de nossas demandas e trabalhando para atendê-las, e o "relativizar para minimizar o sofrimento". Um aspecto impacta o outro. Se temos essa estrutura constituída, temos capacidade de, analisando, comparar o que se apresenta como problema com outros problemas comuns às outras pessoas, ou mesmo a nós, e então classificá-lo conforme sua "gravidade", sua magnitude.

Não que sofrimento seja algo mensurável ou que um sofrimento seja mais digno que outro, ou mais intenso – não é nesse sentido que o argumento aqui se constrói. O quanto algo afeta cada um é relativo, e é isso mesmo que fundamenta essa lógica. O que lhe faz sofrer hoje pode ser menos dolorido amanhã, depende das correlações que você é capaz de fazer. O que abate alguma outra pessoa pode ou não abater você, e vice-versa, nem por isso aquela dor deve ser menosprezada. A análise a ser feita é sempre interna, e, ainda que consideremos exemplos dos quais temos conhecimento para situar o que nos ocorre numa escala de gradação, não podemos julgar se alguém sofre ou não despropositadamente.

Os parâmetros são indispensáveis, sim. E eles mudam, e eles podem ser vários, e quanto mais, melhor. Quanto maior nosso repertório, nossa apreensão de possibilidades disponíveis, mais conseguimos relativizar os acontecimentos e suas consequências e menos sofremos. Se você não vê além do problema, não visualiza soluções variadas e inusitadas, não consegue crer que tudo gera aprendizado e, portanto, pode ser positivo, você está limitado. Então você sofre, porque suas poucas convicções são rapidamente abaladas quando se depara com algo que lhe desestabiliza.

Reconhecer isso é fruto de maturidade e treino. É um projeto de vida a expansão de seus horizontes. Demanda quebrar paradigmas, o que pode gerar inseguranças. Verdades são postas à prova, dogmas corrompidos, certezas colocadas em xeque. Muito se perde, mas muito se ganha.

Esteja preparado, é um caminho sem volta. O processo de expansão da mente é irreversível, e o fardo adquirido pode ser pesado, porque, cada vez mais, você se verá responsável pela sua felicidade, à medida que vai passando a ser um agente ativo dessa construção.

Mas nada é mais gratificante e nenhuma empreitada, mais nobre. Você estará se permitindo acessar gradativamente a abundância própria da vida, algo que não se refere a posses, bens que se adquirem, não tem a ver com dinheiro. A abundância é algo com que nos sintonizamos, e todos têm o direito de usufruir.

Qual o tamanho do que lhe afeta diante da grandiosidade do todo que você já apreende? Essa equação não é complicada; amplie a dimensão do que é seu todo, e o problema ficará menor diante dele. E causará menos impacto. Vale concluir ressaltando que, ainda que a dor seja inerente à vida, própria de como ela acontece, o sofrimento é opcional e pode até vir a ser desnecessário, pois é passível de ser ressignificado.

Questione o sofrimento

Vivemos numa sociedade e num contexto histórico-cultural que propõem que sofrimento dignifica. A maioria das religiões se pauta nisso, e por meio desse argumento orienta seus fiéis a adotarem padrões comportamentais convenientes à manutenção dos dogmas que a fundamentam.

O sacrifício é posto como algo que traz mérito, e compramos essa ideia com tamanha obstinação que passamos a achar que quanto mais sofremos mais merecemos a glória, a redenção, o céu, a graça ou o que quer que seja posto como recompensa final pelo engajamento na trajetória. Aceitamos a ideia de que vale viver uma vida medíocre e pouco transgressiva se lá no final alguma compensação for oferecida.

A mídia perpetua essa lógica – façamos uma observação um pouco mais crítica dos enredos de novelas e séries, por exemplo. É isso que cria a condição mental necessária nas pessoas e faz com que incorporem a ideia de que não são dignas do melhor, da felicidade, da plena realização de seus ímpetos, de seu potencial.

Não estou dizendo que a religião ou a mídia sejam maldosas, ainda que sejam canais privilegiados para disseminar essa mentalidade por metáforas e imagens muito bem construídas e cujo potencial de assimilação é alto. Esse entendimento já está de tal forma interiorizado em nós que parece ser passado quase que geneticamente, pois é transmitido de pais para filhos nas condutas que norteiam as famílias. Na realidade, é comportamental. Consciente ou inconscientemente, isso permeia nossas ações e nossos princípios ao longo dos tempos.

O budismo – que, para alguns, mais que uma religião, é uma filosofia de vida – traz uma perspectiva que me parece muito válida quando fazemos uma análise do papel do sofrimento em nossas vidas. O sofrimento representa uma temática relevante, mas, mais que uma constatação mera e simples (o sofrimento é inerente à vida e a ele estamos submetidos), é proposta a superação dele, cujo intuito é proporcionar elevação espiritual. Evolução, em suma.

Fica claro que esse é um ponto positivo desse entendimento, visto que não nos sentimos subjugados se identificados com isso. O sofrimento aí não cessa em si mesmo nem serve, ainda, como meio para se manobrar aqueles que se curvam a ele.

O mestre budista Hsing Yün, em seu livro *Budismo: significados profundos*, abrange o que chama de quatro nobres verdades, que se referem essencialmente à questão do sofrimento. Afirma que o significado mais aproximado para o conceito de sofrimento que propõe seria "insatisfação".

Muito resumidamente, a primeira verdade traz a ideia de que o sofrimento é próprio da vida – todos estamos sujeitos a ele em algum grau. Ele é causado, como a segunda verdade explica, por nosso apego à ilusão. A terceira, denominada "verdade da cessação", diz ser possível nos livrarmos dele via iluminação, e a quarta, a "verdade do caminho que leva à cessação do sofrimento", aponta meios para se atingir esse objetivo.

Esses meios estão presentes no que é chamado de "nobre caminho óctuplo", uma relação de oito componentes (ou ações) baseados nos ensinamentos de Buda e pregados como eficazes no processo de libertação do sofrimento e da ilusão. São eles:

1. Compreensão correta (*Samyag-drsti*)
2. Pensamento correto (*Samyak-samkalpa*)
3. Fala correta (*Samyag-vac*)
4. Ação correta (*Samyak-karmanta*)
5. Meio de vida correto (*Samyag-ajiva*)
6. Esforço correto (*Samyak-vyayama*)
7. Atenção correta (*Samyak-smrti*)
8. Concentração correta (*Samyak-samadhi*)

Não é a minha intenção aprofundar-me nessa filosofia, mas apenas sugerir, com esse exemplo, que há entendimentos diversos que abordam de outras formas a questão do sofrimento, propondo sua superação e não sua submissão.

Precisamos questionar isso se nosso intuito é nos libertarmos do peso que nos colocaram pelo simples fato de existirmos, como se fosse uma sentença dada de que merecemos sofrer, de que viver é punição, prestação de contas decorrente do pagamento de pecados. Isso não nos permite a leveza de viver cada dia como uma nova oportunidade de aprender (e, se preciso, errar), não dá espaço para o inusitado, o deslumbramento, o encantamento com as manifestações da vida, as sutilezas que a compõem e, por conseguinte, não faz com que possamos praticar gratidão pela vida de forma genuína. Se viver é sinônimo de sofrer, agradeceríamos pelo quê? Não despertamos para nada de sublime quando martirizados.

Faça essa troca. Troque a cultura do medo pela do amor, que implica trocar a escassez pela abundância. Seja você, seja autêntico, busque a plenitude com a ingenuidade de uma criança, sendo responsável, sim, mas sem ser cruel consigo mesmo. Permita-se, relaxe, se sintonize com a frequência do que corresponde ao seu ideal de felicidade. Coloque-se onde quer estar, você pode.

Não acontece de um dia para o outro, pois, como eu disse, essa lógica está incorporada em nós. Podemos conscientemente fazer a escolha pela libertação, mas no cotidiano o monitoramento deve ser constante, e nossos atos podem nos fazer perceber o quanto ainda sofremos com tantas amarras que nos inibem de exercermos nosso potencial. É uma desconstrução que leva tempo e requer engajamento. Mas o primeiro passo é se convencer de que você merece essa chance.

Quem assimila essa lógica obscura está sujeito a se convencer de que fez por merecer um câncer, de que é o culpado. O único responsável. Porque essa associação simplista rapidamente se constrói numa mente vitimizada. Mas já foi dito que não é por aí que se faz essa análise quando almejamos compreender as razões de termos sido acometidos por alguma situação crítica. O quadro é muito complexo, e não é interessante compactuar com uma mentalidade e um jeito de pensar a vida tão rasos e perversos. No que isso o beneficia? Pense bem e faça a opção por si.

Essa postura de não se colocar no papel de vítima, não contar com a piedade das pessoas e não praticar autopiedade não necessariamente faz de você um ser humano egoísta ou egocêntrico. Pelo contrário, o transforma em alguém integrado, conectado com a vida manifesta, com o desejo legítimo de felicidade. E a felicidade pensada assim é para todos, pois independe de pré-requisitos, não dita quem tem mais ou menos direito de gozá-la, porque para acessá-la basta seguir o coração – mas, para conseguir ouvi-lo, é preciso voltar-se para si, pois os ruídos do mundo o distraem.

Não se sinta inferiorizado e busque sofrer cada vez menos com aquilo que o afeta. Escolhi sofrer o mínimo possível com a doença que me acometeu e fui questionada por isso! "Você contou para a gente que tinha um câncer como se estivesse com uma gripe" foi uma das frases que ouvi e que, confesso, mexeram comigo. Fizeram-me pensar se eu deveria estar mais abatida, sofrendo mais, afinal, era uma doença grave. "Como eu posso estar tão bem ainda durante o tratamento?", pensei.

"Você está tão bem", "Você me surpreende", "Você é um exemplo" também foram coisas que ouvi, dentre tantas outras, e que me fizeram perceber que, sim, eu realmente estava ótima diante da complexidade do que estava vivendo. E essa conclusão só me fortaleceu.

Obviamente, vivi dias de angústia e tristeza, o que é natural. Mas não quis me entregar ao desânimo, pois sabia que precisava lutar. Tinha planos, uma vida pela frente, vontade de vivê-la intensamente, então precisava batalhar por isso.

E batalhar começa com se organizar. O seu querer é mais um entre tantos elementos que compõem o quadro do que acontece em sua vida, mas é um e, portanto, conta. É onde você pode intervir, então, se engaje.

O sofredor está debilitado e, fragilizado que é, pouco pode ajudar. Eu percebi felizmente rápido que não era viável assimilar o discurso propagado de que quem tem câncer é um coitado, um derrotado, um fraco, um incompetente que, não tendo sabido administrar a própria vida, perdeu a chance e ainda foi castigado pela má condução das coisas.

E as crianças que sofrem de câncer, também são incompetentes e indignas? Bebês que mal nascem e já sofrem os efeitos desse desequilíbrio tiveram algum tempo de cometer deslizes assim tão graves, capazes de lhes conferirem alguma culpa sobrenatural? Aí alguns dirão que esse "carma" vem de vidas passadas.

Não saberemos. Entramos no campo das crenças quando chegamos neste ponto da discussão. E não existem perspectivas certas ou erradas, só aquelas que fazem mais ou menos sentido para nós. É sempre muito particular a opção de entendimento que mais supre nossa demanda pela compreensão desses fenômenos.

O que proponho aqui é buscarmos meios para que, nos vendo nessa condição, consigamos viver os dias com o máximo de paz de espírito possível. Com aceitação e, portanto, alegria. Sem culpa, sem sofrimento. Não estamos mais especulando sobre o que seria ter uma doença grave e como seria interpretar as questões trazidas por ela; estamos falando de casos vividos, de gente que se vê com a doença e precisa, então, buscar formas de continuar levando a vida com qualidade e satisfação.

Foi esse ensejo que me empolgou a, quem sabe, inspirar pessoas com as reflexões que fui fazendo no decorrer desse meu processo. Pensei que poderia colaborar se conseguisse encadear os pensamentos e conteúdos que me foram tão favoráveis ao longo da minha trajetória. E notei que tudo sempre passou pela questão do manejo do sofrimento.

Relativize o que o desagrada e trabalhe para multiplicar as alegrias em sua vida. Não incorpore o estigma de fracassado; situações críticas nos trazem para o jogo, e é em campo, não no banco de reservas, que você passa a estar. É você quem determina onde se enquadra: se no time dos derrotados ou dos vitoriosos, e não aquilo que o fez chegar até ali.

Lidando com o ego

Alguns afirmam que repensar o sofrimento é negligenciar a gravidade da situação, e que isso é fuga. É negação. Sinônimo de fraqueza.

Entretanto, o que estamos propondo é que, ao buscar alguma maneira de administrar esse sofrimento (que é próprio da vida, como foi colocado), podemos, quem sabe, minimizá-lo. E para tanto é preciso olhar para ele. Ou seja, não se o está desconsiderando, e sim o oposto disso.

Admitir sua vulnerabilidade, investigar as razões do sofrimento e se engajar em desconstruí-las, todas essas tomadas de decisão requerem muita coragem. Demandam uma postura ativa frente ao problema, afinal, você optou por não ser mais a vítima indefesa e impossibilitada. Essa proatividade é admirável.

À medida que são questionadas as razões que geram o sofrimento, ele enfraquece, e o reflexo disso é a possibilidade de haver um crescimento simultâneo e gradativo de sentimentos como aceitação, compreensão, tolerância, antes sucumbidos, e que culminam, quando num estágio de ainda mais esclarecimento, em alegria, gratidão, compaixão. Então, ocorre um provável aumento da autoestima.

Não compensa esperar pela felicidade como se ela fosse um prêmio para aqueles que mais se sacrificarem. A felicidade não é escassa, é abundante, tem para todos. Pensar que seremos felizes "se" ou "quando" são proposições formuladas pelo ego, que se resume às condições que impomos à vida, segundo o proposto por Pierre Lévy em O fogo liberador e já mencionado.

> O mal sempre se dirige ao ego, agarra-se em suas imagens fetiches. Apegos, agressão, ilusão, ignorância, arrogância, preguiça, mentira, orgulho, inveja, medo, culpa etc.: se você não tivesse mais ego, o mal perderia ascendência sobre você e não poderia mais usá-lo para se expandir.
> Os pensamentos do ego alimentam as imagens daquilo que "você" ou as coisas deveriam ser.
> Ao enredá-lo em pensamentos que implicam palavras e atos, o ego parece confirmar-lhe a existência quando, na verdade,

> só o está afastando cada vez mais da presença autêntica, nossa forma suprema de existir.

O conceito de ego é muito abordado na psicologia e na filosofia e está muito vinculado à questão da personalidade e, portanto, da imagem que temos de nós e que queremos que tenham de nós.

Segundo pressupõe Sigmund Freud – neurologista austríaco e célebre criador da teoria psicanalítica, que aborda, dentre outras coisas, o desenvolvimento do homem e de sua personalidade –, o ego é uma das três estruturas que compõem nosso aparelho psíquico: id, ego e superego. Muito superficialmente, o ego seria a estrutura que possibilita nos enquadrarmos no contexto e na sociedade por meio de ações racionalizadas e, portanto, coerentes com os códigos de conduta vigentes (ainda que se considere que nem toda a abrangência do ego é consciente). É também conhecido como princípio da realidade, pois trabalha com a razão.

É como se o id fosse nosso ímpeto mais primitivo e instintivo, e o superego, nossa consciência moral, que nos inibe. O ego é como a resultante dessa relação, também denominada de "eu". E a manifestação em si dessa resultante é basicamente nossa própria personalidade.

Para além da psicanálise, outros entendimentos também usam esse conceito para propor reflexões e mudanças de paradigma. Osho foi um guru indiano e autor de muitos livros sobre autoconhecimento e, em suas obras, ele trata da questão do ego como algo recorrente, cujo impacto na formação de nossas personalidades e condutas é determinante. Comenta que o ego é aquilo que constitui nossas identidades e acredita que isso é o que nos condiciona e nos distancia da existência plena e integrada.

Osho afirma que esses condicionamentos estão muito arraigados; basta nascermos para que passem a atuar, e nos desvencilharmos deles é uma tarefa árdua. Contudo, só dessa forma nos aproximamos do "viver de verdade".

Conforme o ego determina uma personalidade, ele vai, concomitantemente, consolidando a respectiva identidade, e é essa construção que engessa muitos de nós. Quanto mais constituída a identidade, mais enrijecidos ficamos, e por ela nossos atos passam a ser direcionados. Ela determina o que nos convém ou não.

A questão da identidade passa a ser crítica quando se cristaliza, fazendo com que seu detentor chegue ao ponto, muitas vezes, de não experienciar algo que esteja em desalinho com ela, com o pretexto de que não "caberá bem". O sujeito vira, assim, um refém de si mesmo. Tudo em prol de corresponder a convenções, moral e costumes condizentes com sua imagem, seu papel social.

Isso é uma prisão, e mais: uma ilusão. Porque, na medida em que nada é estanque, algo já tão mencionado, a identidade também é uma construção que nunca se encerra. Não nascemos prontos e nunca ficamos prontos, mas admitir isso é se assumir vulnerável, o que causa medo. Pânico, em algumas pessoas.

Por receio, muitos camuflam suas inseguranças e tentam convencer os demais de que são convictos e seguros, dotados de identidades sólidas e respeitáveis. Sofrem desnecessariamente.

Segundo as autoras do artigo "Identidade: questões conceituais e contextuais", as psicólogas e pesquisadoras Carolina Laurenti e Mari Nilza Ferrari de Barros, identidade é uma construção essencialmente de caráter social, que se dá, portanto, na relação com o meio e com os demais (ainda que haja vertentes que pressupõem que os traços de personalidade já constam no substrato biológico de cada um, como as perspectivas naturalista, essencialista e maturacionista). As autoras colocam que

> a identidade não é inata e pode ser entendida como uma forma sócio-histórica de individualidade. O contexto social fornece as condições para os mais variados modos e alternativas de identidade. O termo identidade pode, então, ser utilizado para expressar, de certa forma, uma singularidade construída na relação com outros homens.

A questão da identidade é amplamente estudada por diversas áreas, como a psicologia, a filosofia, a sociologia e a antropologia, assumindo características diferentes em cada uma delas. A reflexão aqui proposta é coerente com a abordagem da psicologia, em suma considerada não predeterminada nem estagnada, mas feita na relação com o mundo.

Não imponha condições ou contornos à sua vida. Seja feliz hoje, seja feliz assim. Doente ou com problemas, mas ainda assim feliz. A felicidade é existencial, não é dependente do contexto, não tem pré-requisitos para acontecer.

Prepare-se para viver intensa e plenamente. Um exercício no sentido dessa integração é a diluição do ego e a presença no agora, impondo menos rigidez consigo mesmo, com uma identidade livre e em constante aprimoramento, aberta, inacabada, em processo. É essencial estar presente no que se vive, não com o foco no passado ou no futuro, pois isso o distrai. Ouvi, certa vez, que excesso de passado deprime e excesso de futuro gera ansiedade, e achei bem válido. Esteja aqui agora. E, nesse estado, perceba: tudo está bem.

Quando centrados, temos maior probabilidade de viver com propósito, ao contrário do que se pensa. Muitos afirmam que viver uma vida com sentido demanda preparação, planejamento, metas a cumprir, resultados a atingir. Mas não é desse tipo de propósito que falamos, isso não satisfaz o ímpeto original que nos move; só alimenta o ego, a vaidade.

Que fique claro que não encaramos o ego como algo a ser exterminado; isso não é possível, ou nossa estrutura psíquica estaria totalmente comprometida. Mas o ego no sentido da identidade cristalizada e paralisante não é bem-vindo, convém flexibilizá-lo.

O propósito máximo da vida é viver. Se algo mais deve ser alcançado, é secundário a isso. Bens materiais, prestígio, reconhecimento, esse tipo de conquista gera satisfação, mas não preenche um vazio que nos consome, que só diminui quando nos sintonizamos com o fluxo da vida. Parece simples viver, mas não é. O mundo está carregado de signos e mensagens que entram em contato conosco e passam a carregar nossa mente com um caos de informações que não favorece a introspecção nem a autoanálise.

Seja flexível, repense a questão da identidade. Tudo muda e só a impermanência persiste; então, não se oponha a essa lógica, que é muito mais poderosa que você, que sua pretensão. Você também muda, queira ou não. Se você chega a admitir que muda e reformula seu comportamento quando convém, aí está exercitando seu livre-arbítrio. Se opta por se manter encarcerado numa identidade inabalável, aí tende a gerar sofrimento a si próprio.

Ao se autorizar a mudar, a rever conceitos, repensar opiniões, voltar atrás, você expande seu entendimento. Você se torna uma pessoa mais interessante e aprende mais, ou seja, evolui com mais facilidade. Não seja cabeça-dura, chato, irredutível; seja um ser humano predisposto e terá sua realidade transformada para melhor. Seja como as crianças, que parecem ingênuas, mas vivem numa intensidade e numa alegria admiráveis. Elas são essencialmente curiosas, e é isso o que temos que cultivar: a curiosidade diante da vida.

Adote uma postura assim sobre você, os outros, o mundo. O que lhe acontece implica em quê? Como o transforma? Qual a dimensão disso diante da grandiosidade do todo (reflexão já proposta, que diminui o sofrimento)? Como você pode interpretar o que o acomete de modo a estimular a mudança de seus padrões de comportamento? Aprofunde, não seja raso no trato com as questões que o atingem e afligem.

E, para isso, se distancie e relativize. Esvazie-se cada vez mais de si, identidade cristalizada, e se preencha de universo, pura potência.

Ser o agora

Viver o instante presente é quase uma utopia; estamos sempre atrasados ou adiantados nas prioridades. Muitas vezes nos julgamos inadequados, inoportunos, ineficazes. Fazemos, assim, um grande mal a nós mesmos. Nada é mais precioso que o agora. Nele detemos todo o potencial de possibilidades.

Tendo admitido que a identidade é algo mutável e incessantemente revisto, podemos considerar que não "somos", mas "estamos". Ou melhor, que somos o possível agora. E que daqui a pouco, no instante seguinte, já seremos outra versão de nós. E que bom se pudermos ser uma versão melhorada.

Essa evolução, ser a nossa melhor versão possível a cada instante, depende significativamente da capacidade de viver com intensidade o momento presente, tarefa que de simples não tem nada. Um entendimento muito útil na busca por incorporar essa condição, que pude extrair da obra de Eckhart Tolle, autor de O *poder do agora*, é que devemos diferenciar a vida da "situação da vida", como ele sugere.

> Aquilo a que nos referimos como vida deveria ser chamado, mais precisamente, de "situação de vida". É o tempo psicológico, passado e futuro. [...] A nossa situação de vida existe no tempo. Nossa vida é agora. [...] Sua situação de vida pode estar cheia de problemas – a maioria das situações de vida está –, mas verifique se você tem algum problema neste exato momento. Não amanhã ou dentro de dez minutos, mas já. Você tem algum problema agora?

O autor coloca que, ainda que estivéssemos no paraíso, nossa mente não demoraria a encontrar algum problema. E que os problemas são criados pela mente e precisam de tempo para sobreviver. Não conseguem sobreviver no agora. E nossa vida é resumidamente o agora, uma sucessão de "agoras".

Como saber, então, se estamos vivendo bem o nosso momento presente? Ele sugere experimentarmos o critério de nos perguntarmos se existe alegria, naturalidade e leveza no que estamos fazendo. Se não existir, "é porque o tempo está encobrindo o momento presente e a vida está sendo percebida como um encargo ou luta". E complementa que

> a ausência de alegria, naturalidade e leveza no que estamos fazendo não significa, necessariamente, que precisemos mudar "o que" estamos fazendo. Talvez baste mudarmos o "como", sendo que ao agirmos com a consciência do momento presente, tudo o que fizermos virá com um sentido de qualidade, cuidado e amor, mesmo a mais simples ação.

Não é ser inconsequente; todos sabemos que se manter vivo requer atenção e dedicação. Mas faça sempre uma análise, questione-se sobre quanto você está sendo ou não prisioneiro de situações de vida que não representam na totalidade o que é a vida em si e sua potencialidade. Não se permitir estar nesse fluxo, sintonizado com esse ritmo vital, é uma estagnação que pode ser encarada quase como o desperdício de uma existência – a sua própria.

Faça meditação, dance, pratique esportes, faça artesanato, viaje, o que quer que seja que você sinta que o coloca em contato consigo. Celebre quem você é, se comemore! E diminua as expectativas: pense que só por estar vivo você já cumpre seu papel. Viver deveria ser uma experiência espontânea, não o cumprimento de um *business plan* como o de uma empresa.

Planeje seu milagre

Não, a vida não é perfeita como você idealiza ou idealizou um dia. Não, não há garantias. Ainda que você esquematize tudo e busque prever todas as intercorrências, você falhará. Você idealizará muito e somente parte disso se concretizará. Não dá para apostar que tudo o que lhe parece ideal acontecerá, apesar de todos os seus esforços, apesar de você achar que merece.

Você pode vir a implementar alguns, ou até todos, os tópicos que sugeri como possíveis desencadeadores de mudanças (ao menos para mim) e não sentir nenhum avanço. Pode nem conseguir dar andamento a nada, achar tudo bobagem ou complexo demais. E de fato é.

Cada um de nós é um universo com anseios, exigências, expectativas próprias. Não existe receita que valha para todos, felicidade não provém da aplicação de fórmulas mágicas. É um projeto de vida. Requer engajamento e entrega. Experimentação constante e incessante. É, a meu ver, nossa grande empreitada nessa vida. Tudo o mais vem em decorrência disso.

Não há uma linha de chegada. Só há caminho, só nos resta seguir. E tudo se esvairá, tudo escorrerá pelas suas mãos, porque nada é seu, é tudo emprestado. Você só tem sua vida para si, e ela quase sempre o surpreenderá, se mostrando frágil e efêmera. Muitas vezes isso o deixará desolado. Alguns sucumbem, não se restauram desse sentimento de impotência. Outros se libertam, se elevam.

"Tudo tão clichê! Papo de autoajuda!", alguns dirão, e pode realmente parecer. Mas tanto faz, porque, por mais desgastadas que estejam essas proposições, foi isso que salvou a minha vida. Considere-as, se se sentir tocado. Ou busque algo além. Mas planeje seu milagre. Faça algo por si próprio. E não é de plano de carreira que falo, é de responsabilidade pela vida que pulsa em você, a dádiva maior. Se isso o comove, faça alguma coisa a seu favor. Não por *status* social, não pelo prestígio que quer alcançar, não por privilégios. Pelo que fala e cala em você.

Convoque seu sagrado e vá adiante. Não importa a crença, a religião ou de onde vem a sua fé, esteja conectado e então terá forças. Sintonize-se com o que almeja e parta em busca da construção da realidade que o favorece. E, a cada vez que lembrar ou se emocionar com a oportunidade que tem, agradeça com toda a sinceridade.

Não dê nenhuma importância ao que lhe aconteceu; prossiga. O que mais me impulsionou no processo de superação realmente foi não procurar uma razão, mas dar um sentido. O que faço daqui para frente com tudo o que trago comigo, que é quem eu sou, agora?

"Para quê, para quem, como, por quê?", essas questões não nos levam a nada, pois as razões nos ultrapassam. O que realmente temos é a nossa existência, esse ímpeto. Siga esse chamado, se integre. O melhor sempre acontece, e você deve usufruir disso.

Ouvi de uma amiga que as cicatrizes são frestas por onde entra mais luz e por onde sai também. Tão bonito, tão preciosas as que você carrega em seu corpo e em sua alma. Cada cicatriz faz de você quem você é; glorifique isso.

Você vai titubear. Às vezes, pensará que tudo é tolice, que a vida é cruel e ponto, que não há nada a fazer. Que milagres não acontecem, que, apesar de toda a dor e toda a luta, quase nada de novo acontece. Você verá pessoas dizendo que "fulano perdeu a guerra contra o câncer" e se sentirá desmotivado.

Ninguém perde guerra alguma, assim como ninguém ganha. O contrário de morte não é vida, é renascimento, e isso podemos fazer a cada dia, pois superação é renascimento. Vida não é o oposto de morte, mas vai além de tudo isso, além de todos nós. Nossa permanência ou não conta pouco para o andamento do mundo como um todo, mas não para quem partilhou da vida conosco. Com esses você deveria se preocupar, buscar ser o seu melhor por eles também.

O milagre, assim, não é sobreviver, exatamente. Apesar de tudo o que fizer, um dia você inevitavelmente morrerá. O milagre é, enquanto vivo, apesar de todos os pesares, sentir paz.

OUTRAS POSSIBILIDADES

Realidade x realidades

Todas as reflexões que reuni no capítulo "Mudança de perspectiva" são proposições às quais você pode optar por aderir conforme tenham despertado algum sentido em você. Baseei-me nelas no momento mais difícil da minha vida, quando tive câncer, e isso me favoreceu bastante. E foi por essa razão, então, que quis compartilhá-las.

Acredito que revisar esses aspectos e padrões de pensamento e conduta nos possibilita uma mudança de atitude muito positiva frente a situações críticas, nos permite reagir com mais vitalidade e confiança. É, como o próprio verbo "reagir" sugere, agir novamente, e de uma forma nova.

Somos agentes ativos de transformação. Transformação de nossas vidas e do todo, consequentemente. Já falamos muito sobre isso até aqui, mas nunca é o bastante, pois a transformação demanda mudanças perceptivas profundas, vai além de meramente trazê-la à consciência.

A maioria das pessoas não aprende a dimensão do nosso potencial pessoal e de nossa capacidade de causar transformação, mas agir positivamente na direção do que almejamos, com o intuito de obtê-lo, facilita muito a conquista. Essa "lei" é sutil, é da ordem da fé; é você quem escolhe se acredita ou não nessa dinâmica.

Eu acredito, pois a vejo se manifestar. Com base na minha percepção e nos conteúdos que estudo, creio que a realidade está sempre em construção, sempre inacabada, e que vai se delineando sobre as coordenadas que damos. Não exatamente como a projetamos, mas, muitas vezes (senão em todas), uma versão melhorada.

Afirmar isso é ter de abandonar o conceito de Realidade (assim mesmo, com R maiúsculo) como um contexto fechado do qual fazemos parte, um panorama único, estanque, imutável e generalizado. É esse o entendimento comum, e é como estar numa prisão, sendo um fantoche manipulado pelos fenômenos aos quais estamos invariavelmente submetidos.

Essa visão das coisas é rasa, simplista e não criativa. É o que os autores Peter L. Berger e Thomas Luckmann chamam de realidade objetiva no livro A *construção social da realidade*, no qual são tratados os conceitos de realidade objetiva e subjetiva. A realidade seria a manifestação do cotidiano, ou seja, as condições nas quais vivemos e onde as relações se dão, regidas por normas de conduta, leis, convenções sociais etc.

Todos fazemos parte de um universo simbólico que é enorme, ainda que abstrato, ou melhor, somos um universo de subjetividade composto pelas tantas referências que trazemos e pelos resultados das experiências que vivemos. Isso tudo não só está em nós como vira corpo. São esses elementos que delineiam a subjetividade e é por ela que se dá a criação de realidades outras, relativas.

Subjetividade é algo difícil de definir, por ser abstrata e processual, e, embora derive da noção de sujeito, não seria um sinônimo para ele, não se reduz a ele, que corresponderia a um "gestor" dessa complexidade.

A noção de sujeito muda muito ao longo da história e conforme os pensadores que a esse tema se dedicaram, além de estar sempre muito vinculada ao conceito de identidade. Ambos evocam entendimentos parciais relativos ao que é a globalidade que compreende "ser" humano. Já a subjetividade pressupõe processo, constante reformulação. É o que nos constitui e nos configura como seres únicos, autênticos, peculiares, o que dá origem às nossas características, mas que não corresponde tão somente à nossa personalidade. Vai além, é de difícil apreensão e corresponde à totalidade da experiência de ser, que, portanto, seria mais propriamente nossa realidade subjetiva.

Assim, realidade subjetiva é algo próprio, singular. É você quem atribui sentido-significado ao que lhe compõe e ao que ocorre consigo, e sobre isso você tem uma parcela de autonomia inegável. É nesse cenário que podemos intervir para buscar meios de viver com mais plenitude e contentamento.

Seja mais flexível, mantenha-se aberto, interessado, positivo. Isso não é sinônimo de ingenuidade, mas de sabedoria. Não há uma possibilidade única de ser e estar no mundo, especialmente nos dias atuais, em que muitas convenções sociais vêm sendo questionadas e alguns paradigmas reformulados, e não somos mais obrigados a adotar padrões e condutas sem questionarmos se estão em sintonia com a verdade que nos constitui. Temos livre-arbítrio, um direito cada vez mais admitido nas mais variadas culturas.

Quando muito identificados com facetas da realidade ou focados em uma única possibilidade de ser e estar, nos fechamos para as tantas outras, não as concebemos. Não ouvimos nosso mais autêntico chamado, o de expressar nossa singularidade, derivada dos valores e dos anseios que nos constituem. Isso é de uma crueldade sem tamanho, uma violência que muitas vezes nos autoimpomos. Suely Rolnik, no texto "Novas figuras do caos: mutações da subjetividade contemporânea", comenta o tema.

> Primeiro, duas palavras acerca da noção de subjetividade. Todo ambiente sociocultural é feito de um conjunto dinâmico de universos. Tais universos afetam as subjetividades, traduzindo-se como sensações que mobilizam um investimento de desejo em diferentes graus de intensidade. Relações se estabelecem entre as várias sensações que vibram na subjetividade a cada momento, formando constelações de forças cambiantes. O contorno de uma subjetividade delineia-se a partir de uma composição singular de forças, um certo mapa de sensações. A cada novo universo que se incorpora, novas sensações entram em cena e um novo mapa de relações se estabelece, sem que mude necessariamente a figura através da qual a subjetividade se reconhece. Contudo, à medida que mudanças deste tipo acumulam-se, pode tornar-se excessiva a tensão entre as duas faces da subjetividade – a sensível e a formal. Neste caso, a figura em vigor perde sentido, desestabiliza-se: um limiar de suportabilidade é ultrapassado. A subjetividade tende então a ser tomada por uma inquietude que a impele a tornar-se outra, de modo a dar consistência existencial para sua nova realidade sensível.

Novas realidades sensíveis são tão determinantes quanto realidades objetivas no que constitui nossos modos de vida. São tão concretas quanto elas, podemos dizer. E, se são passíveis de se transformar, isso pressupõe que nossos modos de vida também o são, concomitantemente. Temos o poder de transmutá-los.

O trecho escrito pela professora de psicologia, sociologia e filosofia Suely Rolnik embasa o questionamento proposto dos conceitos de identidade e apego e valida outras possibilidades de existência. É fundamental abandonarmos a convicção de que, plenamente identificados, estamos assegurados de que tudo fluirá bem e conforme almejamos. Não existem certezas. E, mais que temer não ter nossas aspirações correspondidas, o inconveniente de se apegar à questão da identidade é aprisionar-se e não conseguir, assim, transcender a si mesmo.

> Faz-se necessário constituir uma teoria da subjetividade que comporte tais singularidades e sua potência de transfiguração. Isso implica deslocar-se radicalmente de um modelo identitário e representacional, que busca o equilíbrio e que, para obtê-lo, despreza as singularidades. Trata-se de apreender a subjetividade em sua dupla face: por um lado, a sedimentação estrutural e, por outro, a agitação caótica propulsora de devires, através dos quais outros e estranhos eus se perfilam, com outros contornos, outras linguagens, outras estruturas, outros territórios.

O que foi colocado até aqui reforça e subsidia a ideia de que temos potencial para mudar as nossas vidas. De que as possibilidades são múltiplas, de que estão à disposição, de que as transformações dependem também de nós. Muitos fatores afetam os resultados que atingiremos, intercorrências que muitas vezes escapam do nosso controle. Mas a vontade, fundamentada pela potência, é uma das forças atuantes, e é aí que você entra.

Admitido isso, a questão passa a ser o "como". Ok, posso mudar minha vida, mas por onde começo a agir para além de ficar no campo da racionalização mental? Tomada a decisão, como operar mudanças e sentir o reflexo disso? Como criar situações que me favoreçam no sentido do que almejo?

É importante ter calma. E lucidez. Pois não serão necessariamente mudanças grandiosas que, de repente, solucionarão seus problemas. Muito mais provável é que você venha a mudar a sua forma de se relacionar com o todo, a abandonar as velhas formas de resolução de problemas e uma visão limitada das coisas, muitas vezes parcial e enviesada, e, então, perceba alguma evolução acontecendo, com melhorias e avanços.

Problemas, sinto ressaltar (e disso todos já sabem), sempre existirão. Mas o modo de se relacionar com eles, o quão abalado se fica e que estratégias se cria para superá-los, esse é o segredo para se manter estável. E, possivelmente, vir a superá-los. Não exatamente porque eles foram extintos, mas porque você lidou com eles de forma madura, concedendo-lhes menor magnitude diante da relevância que a paz de espírito assume.

Essa postura é benéfica e já instaura outro *modus operandi*. Você já vive outra realidade simplesmente ao adotar esse entendimento e adquire alguma autonomia sobre si. Ou seja, a mudança é basicamente de percepção.

Abandonar velhos padrões e vícios de conduta é um processo complexo. Não basta atuar numa frente, focar em um aspecto; é necessária uma revisão completa, uma empreitada sistêmica. Tudo deve ser posto em questão, é mesmo ser e estar de uma nova forma no mundo. São as experiências vividas a partir dessa tomada de uma nova consciência que o levarão a novos contextos.

Somente por intermédio das experiências você conhecerá novos entendimentos possíveis, que vão embasando novas realidades. O tipo, ou melhor, a qualidade da relação que estabelecemos com o mundo, que abrange outras pessoas e demais elementos constituintes do meio, é determinante, pois somos a resultante derivada dessa equação, dessa correlação.

Buscando ferramentas que me possibilitassem embasar essa reflexão, que há muito me sensibiliza, mas que apenas de uns tempos para cá se tornou mais clara e fundamentada, passei a me interessar por estudar conteúdos provenientes de áreas como comunicação e ciências cognitivas, mas que se inter-relacionam. Um desses, que fez total sentido para mim, foi a teoria do corpomídia, proposta por Christine Greiner e Helena Katz, professoras e pesquisadoras das áreas de comunicação e artes do corpo, em 2006.

Essa teoria pressupõe um processo de coevolução que ocorre entre seres animados e inanimados, cujo "fluxo de transformação inestancável e permanente em curso na vida não é direcional e tampouco cumulativo". Não existe uma predominância entre o que afeta mais, se nós ou o resto do mundo, é uma contaminação de mesma intensidade. Sobre a teoria:

> O desejo de permanecer leva à necessidade de fazer outro a partir de si mesmo, e só pode se realizar porque no mundo onde vivemos as informações tendem a operar dentro de um processo permanente de comunicação. As informações encostam-se, umas nas outras, e assim se modificam e também ao meio onde estão. Vale destacar a singularidade desse processo, pois transforma todos os nele envolvidos, seja a própria informação, o corpo onde ela encostou e do qual passou a fazer parte, as outras informações que constituíam o corpo até o momento específico do contato com a nova informação, e também o ambiente onde esse corpo (agora transformado) continua a atuar. E, estando já transformado, tende a se relacionar com a nova coleção de informações que passou a o constituir. Então, também altera o seu relacionamento com o ambiente, transformando-o. Contágios simultâneos em todas as direções, agindo em tempo real.

É importante esclarecermos que o termo "corpo" aqui não se restringe ao corpo humano, mas significa qualquer corpo existente (objetos inanimados também), o que implica que estamos nos transformando continuamente nesse processo de mediação e troca. Não há uma primazia do ser humano na constituição de contextos, "as relações entre corpo e ambiente se dão por processos coevolutivos que produzem uma rede de predisposições perceptuais, motoras, de aprendizado e emocionais".

Novamente, pontuo que é a qualidade da relação que temos com o mundo em toda a sua abrangência e complexidade que pode desencadear novos estados, segundo a lógica expressa no parágrafo anterior. E qualidade não seria atribuição de valor seguindo alguma convenção preestabelecida socialmente e que impõe o que é mais ou menos relevante, mas qualidade no sentido de tipo, o que pressupõe variedade (e cada um elege o que lhe é mais ou menos favorável).

Se você sente que quer transformar algo em sua vida, imaginar como poderia ser já é se proporcionar algum avanço no sentido disso, o que representa de alguma forma a conquista dessa outra condição, especialmente porque pensar é uma ação.

Pensar é ação e a mente é concreta, ainda que não tangível. Isso parece controverso e até mesmo polêmico. Há séculos somos educados a dissociar corpo de mente, em geral, dando mais relevância à mente, enquanto o corpo fica relegado a segundo plano – em muitas circunstâncias, é até classificado como inferior, desimportante, pecaminoso.

Como já posto anteriormente, vários são os argumentos, procedentes de origens também diversas, que embasam esse entendimento fragmentado e que justificam o fato de todos nós, hoje, termos essa lógica incorporada, em maior ou menor grau, tão complexa de superar mesmo que tenhamos tido contato com outras visões integrativas. Replicamos o padrão nas atitudes e nos discursos que propagamos.

Outro entendimento vem sendo proposto à medida que se sente que esse não dá conta de toda a complexidade que é existir. Vem permeando reflexões, pesquisas e teorias, e, por consequência, ganha espaço na vida cotidiana.

Se conceber corpo e mente como aspectos invariavelmente correlacionados parece algo já complicado, imagine só a revolução que o pensamento de corpo-mente-ambiente como entidade indissociável pode causar. E causa. Desestabiliza postulados universais, verdades absolutas para alguns. Mas procede, e é por aí que conseguimos atingir alguma mudança de paradigma e algum sentimento de conexão.

Mark Johnson, filósofo e cientista cognitivo, é outro autor relevante, pois, com base nessa ideia de fluxo entre corpo e ambiente, propõe um conceito de mente encarnada, sendo que "para começar a estudar a emergência da ação de significar, é importante reconhecer que mente e corpo não são duas coisas separadas, mas aspectos de um único processo orgânico" (Christine Greiner em *O corpo em crise*), uma continuidade.

Em seu livro *The body in the mind*, Johnson trata da seguinte questão: "Como pode qualquer coisa (um evento, objeto, pessoa, palavra, frase etc.) ser significativa para uma pessoa?". Ao tratar de temas como significado, imaginação, razão, entendimento, o autor, em suma, está se referindo à experiência, ou seja, ao desenvolvimento cognitivo desencadeado e potencialmente intensificado conforme o tipo de relação/interação que temos com o mundo.

O autor traz a possibilidade de "estar no mundo" (ou "ter um mundo"), ou seja, uma experiência reconhecida de mundo.

> Um ponto crucial aqui é que o entendimento não é apenas uma questão de reflexão [...]. Em vez disso, o entendimento é a forma de "termos o mundo", a forma como vivemos o nosso mundo como uma realidade compreensível. Tal entendimento, portanto, envolve todo o nosso ser – as nossas capacidades físicas e habilidades, nossos valores, nossos humores e atitudes, toda a nossa tradição cultural, a maneira como estamos ligados a uma comunidade linguística, nossas sensibilidades estéticas, e assim por diante. Em suma, o nosso entendimento é um "estar no mundo". Esta é a forma de estarmos significativamente situados no nosso mundo através de nossas interações corporais, nossas instituições culturais, nossa tradição linguística e nosso contexto histórico. Nossos mais abstratos atos reflexivos de entendimento [...] são simplesmente uma extensão do nosso entendimento neste sentido mais básico de "ter um mundo".

Trazer aqui pensamentos de autores que propõem uma visão holística de indivíduo, termo que abrange a complexa rede corpo-mente-ambiente e que é dotado de subjetividade, nos é coerente porque só quando admitida essa integralidade é que conseguimos conceber e apostar que mudanças são sempre causadoras de transformações generalizadas – ou seja, intervir num aspecto é impactar os demais. Por vezes, as mudanças podem ser instauradas somente em um dos aspectos, não em todos concomitantemente, mas isso não significa que não afetarão o organismo como um todo, visto que tudo está interconectado.

Nem sempre temos forças e condições favoráveis à implementação de mudanças em todos os âmbitos de nossas vidas, como aspectos do corpo, da mente, do ambiente, tudo ao mesmo tempo, para apostar numa transformação efetiva em nível global. Essa subdivisão corpo-mente-ambiente só deve se dar por razões descritivas, na medida em que são aspectos que nos constituem e que detêm particularidades, mas que, como já bem frisado, não existem isoladamente, como não existe indivíduo, organismo, ser humano que possa desfrutar de uma existência nesse planeta sem que seja inevitavelmente constituído de todos eles. Pense: não é possível existir senão sendo corpo, sendo mente e ainda sendo ambiente, embora vertentes filosóficas e religiosas possam acreditar em visões diferentes, fragmentadas. Mas isso não está em discussão aqui, pois o que embasa a reflexão e a proposição trazidas não vai ao encontro dessa linha de pensamento, mas quer justamente transcendê-la.

Precisamos nos colocar em novos lugares, sair mais vezes da zona de conforto, experimentar possibilidades, ousar arriscar, de maneira prudente e lúcida, mas "abalando minimamente as estruturas".

Segundo o professor e pesquisador de filosofia e metafísica Andy Clark, aprendizagem, pensamento e sentimento são características humanas que se estruturam em nosso corpo conforme se dão as interações deste com o mundo, configurando a matriz em que memória, emoção, linguagem e todos os demais aspectos da vida se constituem. Nesse sentido, o contexto no qual estamos imersos e os elementos que o formam não apenas dão pistas de quem somos – eles são o que somos.

Clark afirma que as operações reais de cognição humana incluem emaranhados inextrincáveis de relações que promiscuamente cruzam as fronteiras do cérebro, do corpo e do mundo, e é justamente na construção de nosso mundo físico e social que vamos construindo nossas mentes e nossas capacidades de pensamento e razão (que é o que, supomos, caracteriza a experiência). A esse entendimento o autor dá o nome de *extended mind*, que traduzo aqui como "mente distendida".

A perspectiva de Clark vai de encontro à ideia proposta de que não somos agentes fechados, ou seja, dotados de habilidades já fixadas, mas ao contrário, somos essencialmente abertos e passíveis de reestruturações profundas, somos "negociáveis", nos construímos fundamentalmente na relação com o meio. Isso já derruba a dicotomia natureza *versus* cultura.

Esses processos de modulação são de ordem cognitiva e acontecem na mediação, por isso são imprevisíveis, caracterizando-nos como agentes cognitivamente permeáveis, inacabados, instáveis, precários, portanto potentes. Quando admitimos isso, teoricamente estabelecemos outra consideração com relação às coisas (e às pessoas) com as quais interagimos, relação que vai além do usufruto, que passa a se caracterizar como coevolução, questionando a postura de superioridade humana. Portanto, isso pode mudar a comum relação sujeito-objeto existente.

Como resultado, a suposição é que a mente se expande à medida que se intensificam esses fluxos, conforme a qualidade das relações entre nós e os objetos do mundo, partindo do entendimento de mente do autor. A cognição está em jogo e, de acordo com o avanço da mente, ela se amplia, de modo que ocorre algum desenvolvimento, sempre em nível global.

Sabemos que a correlação mente-cérebro-consciência é complexa e muitas vertentes científicas se detêm sobre ela, às vezes discordando entre si, visto que a própria definição de tais termos é divergente. Se mente é sinônimo de cérebro, se é cerebro, se, indo além, a mente é externa ao cérebro e até mesmo ao corpo, essas e outras tantas possibilidades vêm sendo defendidas há muito tempo por grupos heterogêneos, sem que tenhamos chegado a alguma conclusão e muito menos a algum consenso.

Não pretendo, portanto, induzir à aceitação de nenhum desses entendimentos, sequer propor aprofundamento em algum específico, o que penso ser opcional no caso de algum deles despertar maior interesse no leitor. O que suscito é justamente que há entendimentos diversos e que podemos considerar aquele (ou aqueles) que mais nos satisfaz no sentido da construção de uma perspectiva que faça sentido para nós, na superação de visões já insuficientes quanto àquilo a que a "realidade" corresponda.

As proposições desses autores nos dão elementos que apontam para isso, que embasam teoricamente a concepção de realidade como sistema aberto, processo, mutável, e não mais a ideia de "A Realidade", estanque e comum a todos. Constituímo-nos no convívio, e tudo o que existe se codetermina.

O que marca a vida é a impermanência, mas, se isso parece amedrontador, pode também ser considerado uma vantagem, pois admitir essa possibilidade é apostar que existe um potencial de transformação em cada um de nós, do qual podemos usufruir. Isso nos confere um poder e uma responsabilidade perante nossas escolhas e nossos acionamentos.

E é simultâneo: mudamos e, com isso, muda o contexto à nossa volta; à medida que mudamos também o contexto, nos transformamos. São estímulos em todas as direções: nos predispomos a ser outros para o mundo e o mundo se faz outro para nós.

Você começa a ser outro para o mundo quando passa a considerá-lo de forma diferente, baseado numa visão menos determinista e pautada na relação causa-efeito. A complexidade dessa dinâmica da qual estamos tratando ultrapassa qualquer pensamento racional. O que muda, essencialmente, é nossa percepção sobre o que incide sobre nós. E, à medida que nos sensibilizamos com essa ideia, passamos a nos comprometer cada vez mais com uma realidade mutante e potente que nos favoreça – seja perante uma condição desestabilizante, como uma doença, uma perda, uma frustração, seja na empreitada rumo à conquista de um estado de contentamento com a vida, de plenitude.

Você pode mudar sua vida. Você pode e merece, você é digno disso, o que acontece a partir de uma vontade legítima de desencadear transformações, e é disso que muitos têm medo. Há quem prefira abafar qualquer sentimento de inadequação que possa levá-lo a reformular seu modo de ser e estar no mundo, pois os efeitos podem ser desestruturantes, avassaladores muitas vezes. Mas não há outra forma de sair do lugar que não arriscando.

Busque se envolver com atividades que integrem corpo, mente e ambiente, que os unifiquem. De tanto acreditarmos que somos fragmentados, que dá para sermos um no trabalho, outro em casa, outro no momento de lazer etc., priorizando a presença mais do corpo ou mais da mente conforme a situação, passamos a nos dissociar de nós mesmos, como se fosse possível nos subdividirmos, como se conseguíssemos deixar para lá os reflexos de nossas ações em cada um dos aspectos que nos constituem. Isso não é possível, nos enganamos achando que é, negligenciamos o impacto de cada ato na totalidade da experiência de ser.

O autoconhecimento e a promoção da saúde integral passam pela superação desse paradigma retrógrado, mas atingir esse patamar requer dedicação para não só estar consciente disso, mas incorporar essa nova perspectiva, ser essa unidade em toda a sua complexidade.

Atividades que lhe despertem essa sensação de reconexão são muito bem-vindas; busque se recordar de tudo o que já experienciou e que lhe trouxe uma sensação de satisfação, de preenchimento ou pertencimento. Proporcione-se vivenciar essas sensações e se envolva com novas alternativas que possivelmente lhe serão positivas.

Na medida do possível, ainda que nosso dia a dia seja corrido e cheio de compromissos que nem sempre nos trazem satisfação, e que o trabalho também muitas vezes não seja aquele que nos realiza efetivamente, se proporcione experiências que lhe tragam prazer e um senso de realização. Isso faz tão bem à saúde! Pode ser algo simples, um grupo de pessoas com o qual interaja, uma atividade física que o motive, um trabalho voluntário que faça com que se sinta útil, enfim, não é necessário que seja algo extraordinário. Basta lhe fazer bem.

Ainda que, na maior parte do tempo, nos vejamos em situações que causam certa desconexão, tente não agir mais "no piloto automático", sem consciência da implicação de seus atos. Seja lá o que for que você venha a desempenhar, motive-se a não fazer mais nada despropositadamente, tente encontrar uma razão maior para aquilo que oferece ao mundo e busque fazê-lo da melhor forma.

Não é *o que* fazemos, mas *a conotação* que damos ao que fazemos, a relevância atribuída, que muda tudo. Isso afeta a qualidade das nossas experiências, e, como vimos, a qualidade das experiências é que nos proporciona maior ou menor aproveitamento e desenvolvimento.

Porém, lembre-se: por mais clareza que tenhamos daquilo que almejamos e de onde queremos chegar, como não podemos prever o futuro, e a vida é um sistema aberto, nem sempre tudo se materializará exatamente como idealizado – esteja preparado. Não se frustre, flexibilize-se; o mais importante não é acontecer exatamente o que você projetou, mas haver a esperança de que, tendo projetado, coisas ainda mais especiais acontecerão, coisas que você sequer tinha imaginado. Pensamentos como esse libertam! E trazem paz!

Acreditar que podemos materializar uma realidade que nos seja positiva não é supor que ela se dará conforme a idealizamos. No fundo, quanto menos idealização melhor. Aí está o ponto. Diminua sua expectativa e se contente com o que a vida lhe reservar, e tudo o que ela lhe proporcionar já será visto como algo positivo. Não é esperar um grande milagre caindo no seu colo, é ter convicção de que a vida, como ela se manifesta nesse exato momento, já é um milagre e já proporciona tudo o de que de fato precisamos para seguir progredindo em nossa trajetória evolutiva.

Não se acostume com a vida

Para ser bem sucinta e direta, afirmo que a maior lição que aprendi com a experiência do câncer foi a de que não devemos nos acostumar com a vida. Essa afirmação tem duas interpretações, que vou explicar a seguir.

Primeiro, porque a vida é pura impermanência, como já coloquei. Essa é sua premissa básica, a inconstância. Tentamos exercer algum controle sobre ela, há séculos nos dedicamos a pesquisar e testar estratégias de dominação da natureza, mas ainda nos vemos completamente submetidos a ela e a suas manifestações.

Por mais que muitos de nós possamos viver com algum conforto que nos possibilite conduzir nossa existência de forma estável e previsível, ninguém está imune às reviravoltas da vida. Nem o mais abastado de todos deve estar convicto de que poderá passar ileso. Seja ao câncer, seja a qualquer outra doença, à velhice ou a outra condição que o abale fisicamente, emocionalmente, financeiramente etc. Não há a possibilidade de termos alguma garantia de que nada nos acometerá e causará desestabilização, desconforto, dor, sacrifício e consequente necessidade de transformação.

Sugiro a quem tem ou teve câncer que não se sinta triste por achar que suas chances de sofrer são maiores do que as de quem não tem. Ou pior, que tem o dever de sofrer porque adoeceu, que não é digno da felicidade por causa do diagnóstico que recebeu um dia. Sério, pensar assim é um equívoco, é cruel. Ser feliz é relativo e democrático, todos temos esse direito.

Mesmo os que convivem com a doença, no caso de ela não ter cura, apenas tratamento, não caiam na armadilha de se sentirem condenados por isso, como se tivessem mais probabilidade de sofrer que pessoas que não foram acometidas pela doença. Sabemos de casos de pessoas que convivem com quadros complexos e são felizes e bem-resolvidas com sua condição, enquanto outras aparentemente têm tudo para ser plenamente felizes e, em vez disso, são deprimidas ou apáticas.

Você pode conviver a vida toda com um diagnóstico e ter uma existência longa e satisfatória, realizando aquilo que desejou durante sua jornada. Ou pode estar certo de que está protegido de qualquer situação que apresente risco e, de repente, ser pego de surpresa.

Cada um de nós conhece histórias de pessoas que passaram por momentos de crise ou de mudanças inesperadas, ou é a pessoa que já enfrentou tal situação. Em geral, são situações frustrantes e que nos modificam significativamente, mas às quais nem todos reagem com sofrimento e dor. Ou, pelo menos, não durante todo o processo: os indivíduos passam por momentos de sofrimento e dor, mas conseguem manter (ou resgatar) algum equilíbrio que possibilite se reestruturarem e mudarem a maneira como lidam com o caos.

Essa mudança de atitude altera a percepção que temos do problema, o que transforma nossa relação com ele, como reagimos. De uma situação complicada, muitas vezes saímos fortalecidos e mais evoluídos. Essa virada é que é importante – não se sentir vitimizado, mas encorajado a se superar perante isso.

As situações desestabilizadoras que presenciamos ou vivenciamos nos dão provas de que não podemos nos acostumar com a vida. Ela não está a serviço do nosso bem-estar, e, portanto, não cessa de nos surpreender. É próprio da vida se reinventar, ou não haveria evolução, ou os humanos não teriam surgido enquanto espécie. Durante essa evolução, muito do que ocorre pode representar problemas a nós, e o câncer é um bom exemplo disso.

A doença se constitui a partir de uma mutação genética, que dá origem a um processo de replicação celular desordenado e inadequado, cujos efeitos a longo prazo são desastrosos. Por mais que as pesquisas avancem nos campos da medicina e da tecnologia, há muito ainda a desvendar no sentido da identificação de todos os possíveis aspectos que desencadeiam essa mutação. Ou seja, supomos razões a partir dos fatores de risco identificados, mas não podemos afirmar exatamente o que causa um processo de câncer numa pessoa. O que causa câncer em alguém e não em seu irmão gêmeo concomitantemente, por exemplo, ainda que morem na mesma casa, que dividam até o mesmo quarto. Não há explicações lógicas convincentes.

Ainda que seja incompreensível, isso segue ocorrendo, e são milhares de novos casos ano a ano, no mundo todo. E isso só com relação ao câncer. Há inúmeras pessoas sendo surpreendidas com outros diagnósticos ou mudanças de vida a cada dia, das mais diversas naturezas.

Foi o câncer o que me aconteceu de mais complexo e transformador e que fez com que eu realmente sentisse na pele que não devemos nos acostumar com a vida, que ela pode mudar de uma hora para outra. Basta estar vivo para estar sujeito, mas isso pode transformá-lo num ser humano melhor ou condená-lo ao sofrimento e à incompreensão – depende de como você reagirá.

Essa ideia de "não se acostumar", essa consciência com relação à impermanência que pode parecer aterrorizante, por nos desafiar e exigir que nos adaptemos a ela a todo instante, impedindo-nos de relaxar, pode também ser vista como algo belo e potente, pois é flexível, orgânica, viva, ou seja, passível de ressignificação, algo que dependerá da nossa mudança de perspectiva.

O que experienciamos disso passa a não soar como castigo, carma, punição ou algo parecido, mas como a própria manifestação da vida, uma comprovação de que estamos vivos, em constante ajuste e transformação.

É a inconstância da vida justamente o que nos revitaliza. É o que nos impele a seguir vivendo – e não meramente sobrevivendo, tocando os dias sem nenhum senso de propósito que indique que estamos caminhando para condições melhores, mais esclarecidas e amadurecidas.

Dessa primeira interpretação da ideia de não se acostumar com a vida vem a **segunda**, pois, como comentei, essa lição aprendida tem duas facetas. Durante o processo que me fez perceber a caixinha de surpresas que é a vida, adquiri forças para superar situações delicadas decorrentes da doença e do tratamento conforme fui percebendo o quanto amo viver. O quanto adoro estar viva, ver a vida se manifestando e prestigiar a intrincada rede que se sucede a partir disso, composta pela relação entre pessoas, objetos, contextos, a natureza como um todo, o que o homem constrói a partir disso e o sentido-significado que dá a tudo na expectativa de compreender mais precisamente o que é isso que chamamos vida.

Eu me encanto muito com tudo isso e percebi que é desde sempre; desde criança eu já sentia uma curiosidade genuína pelo que me circundava. E sempre me interessei pelo que move as pessoas; ao tentar resgatar quem eu era e qual era o meu potencial, na expectativa de superar a fase mais difícil da minha vida, eu justamente acessei o que me move. Percebi então que nunca me acostumei com a vida nem com a ideia de estar viva.

Parece estranho, mas, se tivermos o mínimo de sensibilidade, não será complicado percebermos que viver é um milagre e admitirmos que a vida em si é uma incógnita. Como exatamente pode haver um tipo de manifestação que se autoperpetua num planeta que é só mais um dentre tantos outros de uma das galáxias de um universo do qual não sabemos ao certo o tamanho ou a composição? Apesar de todo o conhecimento produzido sobre o tema, ainda vivemos imersos no mistério da iminência da vida, de como ela emerge, de como se adapta para prevalecer, se sofistica ao longo dos milênios e origina o todo que conhecemos.

É mágico esse exercício de perceber que somos uma parcela minúscula dessa grande complexidade, mas, ainda assim, uma parcela única, integrante e atuante; isso pode nos gerar um sentimento de "maravilhamento" diante da vida, e esse sentimento pode nos transformar.

Pode despertar em nós um senso de pertencimento que é importante. Não pertencimento a um grupo, uma classe social, um contexto histórico-cultural, mas a algo ainda maior, mais transcendental. Passamos a sentir uma espécie de conexão cósmica, mais intensa.

Admitir isso não significa estar vinculado a um ou outro pensamento religioso ou filosófico; o que eu evoco apela para o sentir, é existencial, uma reconexão com a vida enquanto manifestação aqui e agora, na tentativa de estimular uma sensibilização perceptiva que nos estimule a construir algum sentido para atribuir a ela, mesmo nas horas de maior desolamento.

Por vezes, nos identificamos tanto com o sofrimento que se instaura em nós que perdemos o encantamento. Deixamos de ver beleza no mundo, nas sutis manifestações da vida que se dão dia a dia ao nosso redor, tão junto de nós, mesmo que pareça que estamos apenas envoltos por tristeza e decadência. Uma flor que brota numa fresta do concreto, uma ferida na pele que se fecha, um sorriso honesto, uma criança que nasce. São infindáveis as oportunidades de relembrarmos quão bela e sublime é a vida e de nos comovermos com isso. De trazermos então calor de novo para dentro, vontade de seguir prestigiando essa coisa maluca e linda chamada vida e de usufruir do que ela nos oferece enquanto há tempo.

Essa postura pode não resolver por si só seus problemas, suas questões; é preciso, sim, procurar ajuda, na maioria dos casos. Se possível, profissionais de diversas formações e que atuem em várias frentes na busca por uma abordagem integrativa que lhe ofereça outras possibilidades de pensar e agir. Mas creio que esse resgate do encantamento é o que o fará ter motivação para buscar auxílio e orientação, razão para querer mudar.

No meu caso, já constatei há muito tempo que o que me dá uma injeção de gás para seguir empolgada é a dança. A dança me nutre e aí me sinto vitaminada. Acredito que, em épocas em que dancei menos, eu tinha menos energia vital pulsando.

Sempre dancei, desde criança: em casa, na calçada, no jardim, na garagem, na fábrica dos meus pais, na sala de aula, no palco. Dança livre, improvisada, e dança coreografada, de vários estilos diferentes. Do ímpeto autêntico e ingênuo que me levava a deixar fluir essa vontade legítima de viver o meu corpo e sua expressividade, eu cheguei a estágios mais "avançados", que pressupõem que dançar é a reprodução de códigos preestabelecidos de movimentação.

Tudo foi válido. Foram momentos diferentes, fases da vida distintas nas quais a dança se manifestou em mim de variados modos, e eu apreciei todos. Mesmo quando mais delimitada e rígida, a dança sempre mexeu muito comigo, com meu humor e meu estado de espírito.

Quando dançamos, intensificamos o desencadeamento de alterações bioquímicas que afetam diretamente nossas sensações e, consequentemente, nossa fisiologia, o que nos proporciona sensações prazerosas. Quando não, provavelmente há algum bloqueio de ordem psíquica inibindo o indivíduo e prejudicando a promoção de bem-estar, muitas vezes por timidez ou medo. Se nos permitimos, a dança nos transforma.

A dança é um recurso muito válido e eficaz. Dançar pode instantaneamente tirá-lo de uma condição de passividade, paralisia, apatia, sofrimento. Estudos comprovam que a atividade estimula a produção de endorfina, hormônio ligado à sensação de bem-estar – uma das quatro substâncias que compõem o que cientistas chamam de "quarteto da felicidade", que nosso organismo produz naturalmente (as demais são serotonina, dopamina e oxitocina).

A produção desses hormônios pode ser estimulada sem que precisemos recorrer ao uso de drogas ou medicamentos, e dançar é uma dessas formas. A endorfina é um analgésico natural, que nos traz sensações agradáveis e motivação, e é por isso que sentimos prazer ao dançar. Isso é benéfico para a questão da superação de situações em que nos sentimos sem ânimo, sem energia.

Se analisarmos outras atividades já identificadas como desencadeadoras da circulação desses hormônios, observaremos que muitas delas têm a ver com o estímulo do corpo em sua fisicalidade primordial, que se desdobra em outros estímulos de ordem menos corpórea – se é que podemos supor que existam. Movimentar esse corpo, fazendo-o sair do lugar comum (dança), fazendo-o vibrar (canto), fornecendo estímulos táteis (massagens) ou mesmo químicos (tomar sol ou ingerir alimentos de alto valor nutricional) são exemplos de recursos para a promoção de uma mudança de estado.

Comigo isso se dá pela dança. Não precisa ser na escola de dança, a dança-método, a dança concatenada em formato de sequência coreográfica, pode ser uma dança espontânea. Onde quisermos, onde for possível e necessário. É minha atividade preferida e me resgatou em muitos momentos de instabilidade. A dança me salvou, ou melhor, a dança me salva; isso está cada vez mais claro para mim.

É preciso que nos conheçamos para saber aquilo que nos proporciona prazer. Pode ser a dança, o teatro ou algum esporte. Temos que experimentar atividades variadas tantas quantas for possível e colocar nosso corpo "em jogo", fora da zona de conforto, até sentirmos aquilo que mais o satisfaz.

Sei que muitas vezes é difícil ter disposição suficiente para se colocar assim disponível e disposto a se arriscar e se superar um pouco. Mas uma coisa eu concluí sobre se sentir motivado nesse quesito: você não tem que sentir vontade para só então se propor algo, como praticar atividade física ou dançar – na verdade, o ideal é que você se proponha isso para que a vontade surja. Vontade de viver, de se explorar, se conhecer, se expressar, crescer, expandir.

É um caminho. Pois, se esperarmos essa vontade surgir espontânea e milagrosamente, ficaremos parados um bom tempo. O que sugiro é que nos investiguemos e reconheçamos quais recursos parecem úteis na tentativa de nos despertar essas sensações positivas que podem nos predispor a essas transformações mais amplas que almejamos. E, com isso, nos engajamos.

Indico a dança como recurso terapêutico a qualquer pessoa, porque é uma ferramenta gratuita e acessível a todos, em qualquer lugar ou situação, porque não há pré-requisitos e você a adapta às suas condições. Porque dançar cura.

Mais que a sensação bioquímica de prazer que desencadeia, a dança aborda elementos do psiquismo na forma como se expressam os movimentos e gestos, sempre carregados de sentido-significado simbólico. É uma linguagem não falada mas muito representativa, e que origina leituras infinitas (mesmo quando se dá por um repertório de movimentos bem codificado, como no balé clássico). Somos sempre a constituição de nosso corpo e o que ele expressa (como propõe a teoria do corpomídia, já apresentada aqui), mas, quando dançamos, é como se estivéssemos ativamente conversando conosco e com o mundo.

Eu poderia sintetizar dizendo que mudar nossa forma de ser e estar no mundo é um processo diretamente relacionado às experiências pelas quais nos propomos a passar, e, quanto mais envolvidos estivermos (corpo-mente-ambiente-integrados), maior a probabilidade de isso acontecer e de saltarmos para outras configurações de realidade, em que operamos de maneiras diferentes das quais estávamos saturados.

Não é tarefa simples. Protelamos, às vezes, uma vida toda, nos falta ânimo, pois a inércia é uma estratégia de sobrevivência. Lançar-se ao desconhecido é assumir riscos, mas, se há em você uma vontade de se transformar, não ignore isso ou estará sendo negligente, e é você em primeira instância o prejudicado pelas consequências dessa atitude. O que pode lhe dar forças para começar é buscar meios de desencadear alguma motivação, uma sensação de empoderamento, e os meios mais eficazes para isso são pelo corpo.

Veja, aí está outra manifestação da vida capaz de nos sensibilizar. Como é interessante que possamos nos colocar em situações que exijam de nós e que nos façam sentir ainda mais empolgados, como quando dançamos! Dançar nos faz ter mais vontade de dançar, de fazer tantas outras coisas, de nos superarmos.

Não se acostumar com a vida deve ser encarado como uma proposição positiva, algo que possa nos fazer despertar. Despertar para o mistério inerente, e que isso nos maravilhe em algum grau, que é para não desistirmos de nós mesmos, nos perdendo no meio do caminho. Não compensa sermos outra coisa que não nós mesmos, e será uma pena se isso acontecer.

Mude, arrisque, dance, surpreenda-se e surpreenda os outros. O que faz continuar fazendo sentido é o sentido que vamos dando. Já percebeu que o modo como cada pessoa conta uma mesma história é sempre diferente? Isso porque interpretamos de forma diferente tudo o que nos ocorre, pautados em crenças, valores, opiniões e no grau de relevância que damos ao fato. Logo, são sempre versões dos fatos ocorridos que são transmitidas, são sempre pontos de vista, verdades parciais, não necessariamente representam inverdades por se configurarem dessa maneira, são apenas possibilidades.

Com base nessa linha de pensamento, podemos crer que construímos sentido. Qual narrativa você vai criar para escrever a sua história? Que entonação, quais elementos serão ressaltados e quais é melhor não apresentar ao público? Você pode fazer as escolhas, a autoria é sua! E pode reescrever sempre que o texto não lhe disser muita coisa, nunca é tarde para revisar essa obra. "Minha vida é um livro aberto", podemos afirmar, mas com um novo significado.

> Nossa identidade, que parece tão confiável, tão concreta, na verdade é muito fluida, muito dinâmica. As possibilidades do que pensamos e sentimos e o modo pelo qual podemos experimentar a realidade são ilimitados. Temos o que é necessário para nos libertar do sofrimento de uma identidade fixa e nos conectar com a natureza fugidia e misteriosa do nosso ser, que não tem identidade fixa. Seu senso de você mesmo – de quem pensa que é no nível relativo – é uma versão muito restrita de quem realmente é. Mas a boa-nova é que sua experiência imediata – quem você parece ser nesse momento preciso – pode ser usada como entrada para sua verdadeira natureza. Por meio do pleno envolvimento com esse instante relativo do tempo – o som que ouve, o cheiro que sente, a dor ou conforto que sente agora – estando totalmente presente em sua experiência, você entra em contato com a abertura ilimitada do seu ser.

Pema Chödrön, monja budista e autora do livro A beleza da vida, no trecho supracitado, trata da liberdade de sermos fluidos, ou seja, sistemas abertos, e de como admitir e passar a vivenciar isso conscientemente pode ser transformador. Instiga-nos a questionar "nossa mentalidade convencional, a questionar a realidade como geralmente a supomos". E evoca a seguinte reflexão:

> Cada um de nós vive numa realidade que assume ser a real. Insistimos que é assim e pronto. Fim da história. Mas será que até a realidade consensual que compartilhamos como seres humanos não é apenas uma projeção das nossas percepções sensoriais?

Acredito que sim, com base nas proposições dos autores que me interessam e que mencionei neste livro. E mais, na minha própria experiência de vida. Como já disse, foi a reação positiva das pessoas sobre minha experiência com o câncer que me motivou a escrever e, antes de tudo, a buscar compreender o que havia dado origem a esse movimento para investigar as razões de responder ao problema tal como aconteceu.

Conforme pudemos ver em Chödrön, nossas percepções sensoriais determinam muito do que passa a ser real e como nos relacionamos com essa realidade. Elas determinam também como você percebe o que lhe acontece, ou seja, a narrativa originada, o que passa a constituir a realidade fundamentalmente.

Não aja com apatia diante da magnitude da vida e do privilégio de estar vivo, não se acostume com essa ideia. A vida é rara, é mágica, às vezes improvável. Mas acontece, por mais que não saibamos como, e se perpetua num esforço incansável por permanecer. Sugiro honrarmos isso como uma oportunidade que nos é concedida. Sem apelar para dogmas ou justificativas defendidas por religiões ou sistemas específicos de crenças, mas com base no sentir e nessas constatações que nos demonstram a peculiaridade do viver. Lembrar-se disso pode ajudar nas horas de desolamento.

Chödrön também fala da prática do despertar no solo sepulcral, que pressupõe abraçarmos a vida como ela é, no sentido da totalidade, inclusive sem rejeitarmos experiências que possam parecer desagradáveis ou dolorosas. Segundo ela,

> o solo sepulcral tornou-se uma metáfora da vida exatamente como ela é, não do modo como gostaríamos que fosse. Nesse terreno básico, muitos tipos de experiências coexistem simultaneamente. Incerteza e imprevisibilidade, impermanência e mudança, tempos bons e tempos difíceis, pesar e alegria, perda e ganho – tudo isso constitui nosso habitat, o mandala

> da nossa vida, nossa base para praticar o destemor e a compaixão. Essa é nossa potencial riqueza, nosso poder.

Compreendo que admitir a vida exatamente como ela é, como menciona a autora, é ter consciência das forças às quais estamos submetidos e que nos ultrapassam e, justamente por conta dessa postura "resignada", nos tornam potentes, e não mais "prepotentes".

Por mais caótica que a situação pareça ser, por mais fragilizados ou desorientados que estejamos, me parece importante manter alguma clareza que nos faça optar por enfrentar essa condição, olhar para esse sofrimento com interesse – não fugir dele, buscando anestesiar ou dissimular, mas questioná-lo até que ele se transmute em algo diferente e, então, perca a força. Isso não é simples nem agradável, mas certamente o fará aprender e evoluir muito.

Esse entendimento de que podemos evoluir, seja qual for a situação pela qual estejamos passando, é uma opção inteligente, pois, inevitavelmente, a vida será composta de felicidades e tristezas, e não deveríamos estancar o fluxo nas horas tristes. É nelas que devemos nos lançar. E, se faltar força, geramos, dançamos, pedimos ajuda, buscamos alternativas. O que não parece aconselhável é recuar.

Você tem todo o direito de ser feliz e levar uma vida plena, não importa o que lhe aconteça. Você não é o que acontece com você. Nem sua profissão lhe define, nem seus títulos, nem as escolhas que você faz. Você é um sistema aberto, manifestado numa complexidade linda que compõe uma complexidade ainda maior e mais poderosa, e carrega todo o potencial para usufruir da maneira que mais lhe convenha.

Não se acostume com a vida. Que seus olhos brilhem, que seu corpo dance, que seu ser se integre. Entregue.

BIBLIOGRAFIA

BERGER, Peter L.; LUCKMANN, Thomas. **A construção social da realidade**. 31. ed. Petrópolis: Vozes, 2009.

BROWN, Brené. **Mais forte do que nunca**: Caia. Levante-se. Tente outra vez. Rio de Janeiro: Sextante, 2016.

_____. **A coragem de ser imperfeito**. Rio de Janeiro: Sextante, 2013.

CHÖDRÖN, Pema. **A beleza da vida**: a incerteza, a mudança, a felicidade. Rio de Janeiro: Gryphus, 2014.

CLARK, Andy. **Supersizing the mind**: embodiment, action and cognitive extension. New York: Oxford University Press, 2011.

EKSTERMAN, Abram. Psicossomática: o diálogo entre a psicanálise e a medicina. In: MELLO FILHO, Julio; BURD, Miriam et al. **Psicossomática hoje**. 2. ed. Porto Alegre: Artmed, 2010.

GREINER, Christine. **O corpo em crise**. São Paulo: Annablume, 2010.

_____.; KATZ, Helena. Por uma teoria do corpomídia. In: GREINER, Christine. **O corpo**: pistas para estudos interdisciplinares. São Paulo: Annablume, 2005. p. 125-136.

HØEG, Peter. **Smilla's sense of snow**. Nova York: Farrar, Straus and Giroux, 2010.

INCA – Instituto Nacional de Câncer. **Inca estima que haverá cerca de 600 mil novos casos de câncer em 2018**. 05 fev. 2018. Disponível em: <http://www2.inca.gov.br/wps/wcm/connect/agencianoticias/site/home/noticias/2018/inca-estima-cerca-600-mil-casos-novos-cancer-para-2018>. Acesso em: 11 set. 2018.

JOHNSON, Mark. **The body in the mind**: the bodily basis of meaning, imagination, and reason. Chicago: The University of Chicago Press, 1992.

KATZ, Helena. **Todo corpo é corpomídia**. 10 mar. 2006. Disponível em: <http://comciencia.br/comciencia/handler.php?section=8&edicao=11&id=87>. Acesso em: 11 jul. 2018.

LAKOFF, George; JOHNSON, Mark. **Metáforas da vida cotidiana**. São Paulo: Educ, 2002.

LAURENTI, Carolina; BARROS, Mari Nilza Ferrari de. Identidade: questões conceituais e contextuais. **Revista de Psicologia Social e Institucional**, Londrina, v. 2, n. 1, jun./2000. Disponível em: <www.uel.br/ccb/psicologia/revista/textov2n13.htm>. Acesso em: 03 nov. 2016.

LÉVY, Pierre. **O fogo liberador**. 2. ed. São Paulo: Iluminuras, 2001.

LIPOVETSKY, Gilles; CHARLES, Sébastien. **Os tempos hipermodernos**. São Paulo: Barcarolla, 2007.

OSHO. **Vivendo perigosamente**: a aventura de ser quem você é. Tradução de Lauro Henriques Junior. São Paulo: Alaúde, 2015.

ROLNIK, Suely. Novas figuras do caos: mutações da subjetividade contemporânea. In: SANTAELLA, Lucia; VIEIRA, Jorge Albuquerque (Org.). **Caos e ordem na filosofia e nas ciências**. São Paulo: Educ, 1999.

SONTAG, Susan. **A doença como metáfora**. Rio de Janeiro: Graal, 1984.

TOLLE, Eckhart. **O poder do agora**: um guia para a iluminação espiritual. Rio de Janeiro: Sextante, 2002.

TRINDADE, Rafael. **Espinosa** – relação mente/corpo. 29 dez. 2012. Disponível em: <https://razaoinadequada.com/2012/12/29/esboco-para-uma-contra-historia-da-psicologia-espinosa/>. Acesso em: 11 set. 2018.

YÜN, Hsing. **Budismo**: significados profundos. 2. ed. São Paulo: Escrituras, 2011.

Primeira reimpressão, 2019.

Esta obra foi composta em Goudy Oldstyle Std 11pt e impressa pela gráfica Viena em papel Offset 75 g/m².